U0746095

神经系统疾病临床试验样本处理方法

主　编　罗玉敏

中国健康传媒集团
中国医药科技出版社

内容提要

本书围绕神经系统疾病，主要介绍了外周血、细胞外液等样本的留取及分离方法，包括血浆、血清、各种外周血细胞、脑脊液以及尿液等样本的处理方法，系统总结了周围组织样本的留取，包括周围神经、肌肉、血管的分离及保存方法；以及相关的DNA、RNA、蛋白质的提取方法，并列举了相关的临床试验研究应用实例。本书为卒中、阿尔茨海默病、帕金森病、重症肌无力等神经系统疾病临床研究样本留取方法的选择提供了重要信息，为临床医生、医学研究人员、药物研究者、研究生以及生物工作者提供重要参考。

图书在版编目（CIP）数据

神经系统疾病临床试验样本处理方法 / 罗玉敏主编. — 北京：中国医药科技出版社，2022.8
ISBN 978-7-5214-3306-7

Ⅰ.①神… Ⅱ.①罗… Ⅲ.①神经系统疾病—实验医学 Ⅳ.①R741-33

中国版本图书馆CIP数据核字(2022)第130712号

美术编辑 陈君杞
版式设计 友全图文

出版　**中国健康传媒集团** | 中国医药科技出版社
地址　北京市海淀区文慧园北路甲22号
邮编　100082
电话　发行：010-62227427　邮购：010-62236938
网址　www.cmstp.com
规格　710×1000mm $\frac{1}{16}$
印张　11 $\frac{1}{4}$
字数　199千字
版次　2022年8月第1版
印次　2022年8月第1次印刷
印刷　三河市百盛印装有限公司
经销　全国各地新华书店
书号　ISBN 978-7-5214-3306-7
定价　**49.00元**

获取新书信息、投稿、为图书纠错，请扫码联系我们。

编委会

　　罗玉敏教授邀请我写这篇序言时，我的内心是十分忐忑的。我虽然当过7年神经外科医生，做过30年基础研究，却从未亲自主持过任何一个临床研究课题，担心完成不好罗教授交给我的任务。但我转念一想，这正是我学习提升自身的好机会，便欣然接受了。

　　首先，感谢罗教授给我这次学习的机会。其次，这本书的出版与我的前同事和好友 Michael J. Zigmond 教授密切相关。Michael 是畅销书、长销书《Fundamental Neuroscience》的主编之一，也是综述类杂志《Progress in Neurobiology》的前主编，加上近20年每年来中国给研究生授课，相信国内很多神经科学工作者都相当熟悉 Michael 以及他的著作对中国基础神经科学教育的贡献。然而，很少人知道他曾经对中国临床医学研究的推动作用，他和 Beth Fischer 教授曾经有过一个美国国立卫生研究院所属 Fogerty 国际基金会资助的 RO1，专门用来培训中国临床医学研究的管理人员和研究者，尽管他们的培训计划主要是关于临床医学研究的伦理学和规范化，但他们多次呼吁尽快建立中国自己的、与国际接轨的临床医学研究指南，尤其是临床神经病学研究的方法学。罗教授作为一个复旦大学医学院和美国匹兹堡大学联合培养的神经病学博士生，与 Michael 有师生之谊，正是受他的影响，罗教授想出版一本中国自己的临床神经病学研究方法学方面的著作，这正是她写本书的初衷。

　　我拜读完全书，认为这是一本临床神经病学、神经外科学以及神经病理学领域急需的非常实用的工具书。近年来，在基础神经生物学发展的推动下，也得益于各种高通量技术、分子影像学技术的飞速发展，神经系统疾病的临床研究方兴未艾，但数以万计的临床研究者们，尤其是大批的临床医学专业研究生们所面临的挑战之一是对临床研究的实验设计和样本处理及保存方法学缺乏规范化学习，因为没有现成的详细指南或者标准程序可供参考，同时可检索的科学文献也往往不能提供足够详尽的技术信息。例如，有人想用高通量手段寻找急性脑卒中后所采集的生物样本中的生物标记物，用于预测脑卒中预后，这会遇到很多技术问题：血样如何处理？脑脊液如何处理？有形成分和无形成分如何分离、处理、保存？如何获取高纯度某种淋巴细胞亚型？诸如此类问题的答案都可以轻易在这本著作里找到。书中规范化的内容表达也会对临床研究论文的撰写提供极大的便利。

不难看出，罗教授和其他编者们在本书的材料收集、整理、分析和撰写过程中付出了巨大努力，充盈于各个章节中的几万个技术细节更是需要海量的时间和精力来进行核实校准。我相信，得益于此书的同仁们会对本书的编者们表达深深的谢意和敬意。

"细节决定成败"是适用于科学界的一句哲理，因此失败并不是唯一的成功之母，讲究细节才是。感谢罗教授和其他编者们为中国的临床神经病学所作出的贡献。

在此，祝贺此书的出版！

Richard K. Mellon 讲席教授
美国匹兹堡大学医学中心脑疾病＆康复研究所所长
陈　俊
2022 年 4 月

前言

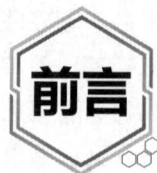

随着科技的进步，突飞猛进的分子检测技术越来越多地应用到了病原体检测领域，因此临床诊断越来越精准。然而，很多疑难杂症和常见病的分类以及治疗仍然存在很多问题，影响疾病的治疗和预后。临床研究中，精准地留取样本对于未来精准治疗研究起着至关重要的作用。临床样本是不可再生的宝贵资源，是临床医学、基础医学和转化医学研究的基石和桥梁，高质量的临床样本对于探索新的治疗方法、发现新的诊断工具、制定新的诊断指标以及新药的研发具有极其重要的意义。

各种慢性病（如心脑血管疾病、癌症等）以及传染病（如正在全世界流行的新型冠状病毒感染）等严重影响着社会的发展，在与这些疾病做斗争的过程中，样本的精准留取是研究诊断和治疗这些疾病的重要前提。在科研过程中，我们经常有临床医生咨询如何留取血、脑脊液等样本。众所周知，神经系统疾病由于其血–脑屏障的存在，临床诊断及治疗相对困难，亟需深入研究。因此，其样本留取方法更显重要。本书主要介绍了神经系统疾病临床试验中留取血、尿、脑脊液等样本的处理方法，为临床医生、医学研究人员、药物研究者、研究生以及生物工作者提供重要参考。

本书围绕神经系统疾病展开论述。首先，介绍了外周血的各种成分留取及分离方法，包括血浆、血清、各种外周血细胞的分离。其次，介绍了细胞外液样本的留取方法，包括脑脊液、尿液等；关于中枢组织的样本留取主要介绍了脑组织和脑动脉硬化斑块的留取。最后，系统总结了周围组织样本的留取，包括周围神经、肌肉、血管的分离及保存方法；总结了相关的DNA、RNA、蛋白质的提取方法，同时也列举了相关的应用研究。该书为卒中、阿尔茨海默病、帕金森病、重症肌无力等神经系统疾病临床研究样本留取方法的选择提供了重要信息。

在本书的编写过程中感谢本研究室及神经内外科医生的支持，如有疏漏之处敬请批评指正。

编者

2022年4月

目录

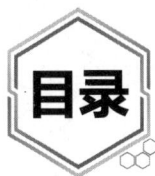

神经系统疾病

一、概述

神经系统疾病是指中枢神经系统（CNS）、周围神经系统（PNS）和骨骼肌由于感染、肿瘤、血管病变、外伤、中毒、免疫障碍、变性、遗传、先天发育异常、营养缺陷和代谢障碍等引起的疾病。神经系统是人体最精细、结构和功能最复杂的系统，按解剖结构分为中枢神经系统（脑、脊髓）和周围神经系统（脑神经、脊神经），也是人体内最为关键的调节系统，只有通过神经系统的直接或间接作用，人体内各个器官、系统才能对人体内外环境的变化作出相应的调整，从而满足机体正常活动的需要。人的意识水平、运动、感觉、内脏活动等各种生理活动的正常进行及维持需要神经系统不同程度的调节，接受、分析及反馈。当人体神经系统疾病发生时，因神经系统功能的病变而表现出相应临床表现。

（一）神经系统疾病的生理特点

神经系统精细的调节系统中，神经元细胞和神经胶质细胞是其主要构成细胞。神经元细胞具有接受刺激、传导冲动和整合信息的能力，超过1000亿个神经元细胞通过特殊的连接结构——突触，构成了复杂的神经网络，在神经元之间传递电信号或化学信号、或在神经组织与其他组织（如肌肉组织）之间传递信号，完成神经系统的各项功能性活动，此外一些神经元还具有内分泌功能。神经胶质细胞构成的致密实质覆盖神经元，则具有合成髓鞘、保护内环境稳定等多种功能，对神经元起支持、保护、分隔、营养作用，两者有着十分紧密关系。在神经元和神经胶质细胞的生理活动基础下，神经系统建立感觉、运动、反射、觉醒、学习、记忆等多个方面的生理功能，最终整合为一个系统的完整功能。

神经系统功能精细，其"容错度"相对其他系统疾病明显减小，在相同甚至更低的病理条件下，对组织生理功能的影响更大，所导致的功能、结构的破坏及所造成的临床表现更为严重，预后更差。脑神经细胞缺血在缺氧条件下持续5分钟即产生不可逆损伤，出现脑梗死。其次，由于神经系统生理功能的复杂性及神经系统解剖特性，同一病理变化在神经系统不同组织可导致完全不同的结果。再者，神经系统解剖结构的生理功能具有对应性，病理改变的部位亦与造成的功能改变之间存在密切的联系。

（二）神经系统疾病的病理机制

1.离子通道病

神经元的静息电位和造成冲动传导的动作电位是由离子电流和离子通道产生。大多数离子通道存在门控效应。其代表性疾病癫痫，就是由各种原因引起的神经细胞动作电位的重复性同步性点燃的一种综合征，异常兴奋的神经细胞膜电位的去极化打开了钾离子通道，造成钾离子外流，再极化，钠离子通道关闭和超极化而产生症状。

2.神经递质及受体病

神经递质及受体病多见于重症肌无力、帕金森病、抑郁焦虑等。神经元之间信息沟通的主要手段是突触的神经传递。经典的神经递质是在神经末梢的突触前部位合成，囊泡中贮存，并释放到突触间隙，然后与突触后细胞的受体相结合。分泌的神经递质通过再摄取进入神经元或胶质细胞，或在突触间隙扩散和（或）通过特异性机制灭活。在大量临床病症中研究发现神经递质系统处于紊乱状态时，会诱发疾病症状发生。

3.信号通路和基因转录

记忆、学习和思考在神经系统中如何编码的根本性问题有可能通过确定神经细胞分化、轴索引导和突触形成过程中的信号通路来阐明。异常基因转录在神经系统变性病中发挥作用的证据越来越多，例如亨廷顿病的发病是由于带有聚谷氨酸的蛋白质与转录因子结合并使其隐蔽而导致。

4.髓鞘质的突变

髓鞘质是包绕着轴索的多层绝缘性物质，通过允许动作电位在轴索之间跳过（或横过髓鞘包绕节段）加速冲动传导。髓鞘质富含脂质，它围绕着多种膜双层结构的轴索，通过带电的蛋白质相互作用而并列。临床上许多重要的神经系统病症是由于CNS或PNS髓鞘质蛋白的遗传性突变所致，如自身免疫性脱髓鞘病。

5.兴奋毒性和细胞凋亡

兴奋性氨基酸受体激活所致的神经细胞死亡归诸于兴奋性毒性，与细胞外兴奋性氨基酸递质谷氨酸的浓度相关。兴奋性毒性不是单一性事件而是级联性细胞损伤，其毒性作用使钙离子流入细胞，造成代谢性功能障碍和自由基生成，激活一系列酶生成，并且抑制蛋白质合成，发生超氧化反应，造成神经细胞的凋亡和坏死。

6.神经免疫与血-脑屏障

血-脑屏障通过排斥血清中的神经活性物质来保持CNS内环境的稳定。由于存在血-脑屏障，非脂溶性分子进入CNS必须通过离子通道或特异性转运体系。正常情况下抗体不能通过血-脑屏障，当血-脑屏障被破坏时，神经系统致敏的抗原存在于神经系统之外（例如在局部淋巴结）时，早期即发生自身反应性T淋巴细胞激活，并且这些细胞易于通过血-脑屏障和引起免疫介导性损伤，如自身免疫性脑炎、多发性硬化和急性播散性脑脊髓炎。

（三）神经系统疾病的临床表现

神经系统疾病的主要临床表现为运动、感觉、反射、自主神经以及高级神经活动功能障碍。临床症状多种多样，按其发病机制可分为缺损症状、刺激症状、释放症状及断联休克。缺损症状是指神经组织受损时，正常神经功能减弱或缺失，如丘脑病变引起偏身感觉障碍。刺激症状是指神经组织受激惹后，所产生的过度兴奋表现，如局灶性癫痫发作。释放症状是指高级中枢受损后，受其制约的低级中枢出现功能亢进，如脑卒中后出现患侧肢体肌张力增高、腱反射亢进、病理征阳性。断联休克是指中枢神经系统局部的急性严重病变，引起在功能上与受损部位有密切联系的远隔部位神经功能短暂缺失，如急性脊髓横贯性损伤时病变水平以下表现弛缓性瘫痪，脊髓休克期过后，逐渐出现神经缺损和释放症状。

（四）神经系统疾病的诊断

神经系统疾病的诊断包括定位诊断和定性诊断两部分。

1.定位诊断

神经系统损害的定位诊断是建立在神经系统解剖和生理的基础上，需依赖患者的临床症状、体格检查的阳性体征和医生具备良好的神经解剖知识完成。定位诊断是诊断神经系统疾病的第一步，是神经系统疾病诊断的核心和基础，主要是根据病史、患者的神经系统损害体征及症状，推断患者受疾病影响的神经系统部位。具体而言，定位诊断是根据患者的症状、体征等临床资料提供的线索，确定神经系统损害的部位，主要依据神经系统检查所获得的阳性体征，运用神经解剖病生理来确定，其首发症状常常提示病变的主要部位，也有助于说明病变的性质，而症状的演变过程可说明病变扩展的方式和范围。

定位诊断首先要确定病变损害水平，病变或病灶的部位是在中枢（脑和脊髓）系统、周围（肌肉、神经–肌肉接头或周围神经）神经系统，或是两者均受累。其次要明确病变为局灶性、多灶性或弥漫性、系统性。局灶性病变只累及神经系统的一个局限部位，如面神经麻痹、脑血管等。多灶性病变是分布在两个或两个以上的部位，如多发性硬化。弥漫性病变指较弥散地侵犯两侧对称的周围神经如吉兰–巴雷综合征等。系统性病灶是指病变选择性地损害某些功能系统或传导束，如运动神经元病。

2.定性诊断

定性诊断是在定位的基础上，进一步结合病史及各项辅助检查结果，明确病变性质和原因。定性诊断的目的是确定疾病的病理性质与病因，是建立在定位诊断的基础上，将年龄、性别、病史特点、体检所见以及各种辅助检查结合在一起进行分析。

各类不同病理性质的疾病，如脑卒中、感染、外伤、肿瘤、变性、脱髓鞘、代谢障碍、遗传性疾病等，各有其不同的发生与发展规律。临床采集病史时特别要重视起病形式和病程特点这两方面资料，当急性发病，迅速达到疾病的高峰，应考虑血管病变、急性炎症、外伤及中毒等；当起病缓慢隐匿进行性加重，病程中无明显缓解现象，则多为肿瘤或变性疾病；发病形式呈间歇发作性，多为癫痫、偏头痛或周期性瘫痪等。常见的最主要疾病特点如下。

（1）代谢性　代谢性神经系统疾病是因体内生化代谢改变导致的中枢和（或）周围神经组织功能紊乱的一组疾病的总称。较为常见的有肝性脑病、肺性脑病、亚急性联合变性、多发性神经病等。代谢性神经系统疾病多起病较为缓慢，病程较长，一般有明确的原发病基础。但也有部分神经系统代谢性疾病是遗传性疾病、缺乏明确的原发疾病基础。

（2）炎症/感染　炎症/感染性疾病是神经内科最常见的疾病种类之一，是一组由诸如寄生虫、细菌、真菌、病毒、螺旋体等病原微生物侵犯神经系统，从而引起急性或慢性炎症反应所致的疾病。神经系统炎症/感染性疾病病因众多，临床表现及预后不一，大部分该类疾病以急性或亚急性形式起病，常伴有发热等感染的全身表现，常依据血清抗体、病原体培养等针对性检查做出诊断。

（3）神经变性及脱髓鞘疾病　神经系统变性疾病是包括帕金森病、阿尔茨海默病、运动神经病等慢性疾病。此类疾病的神经元的进行性变性及继发性髓鞘病变难以逆转，且缺乏对其特异有效的治疗手段，疾病预后较差。神经系统变性疾病患者往往疾病起病隐袭，很难回忆准确的起病时间。因神经元的进行性丢失而表现为疾病缓慢进行性发展。神经元的分布多不局限于一个部位或系统从而表现为多病灶发病及症状多样化。神经系统脱髓鞘疾病包括多发性硬化、视神经脊髓炎、脑白质营养不良等以髓鞘脱失为主要特征的一类疾病。神经系统脱髓鞘疾病多以急性或亚急性起病，髓鞘在中枢神经系统及周围神经系统内的广泛分布而致使该类疾病常具有多灶性的特点，多与自身免疫相关。

（4）内分泌　神经系统和内分泌系统是人体两大最重要的调节系统，两者的活动之间的紧密联系。一方面内分泌系统受神经系统的控制和调节，神经系统通过对内分泌腺的作用，间接地调节人体各器官的功能——神经体液调节；另一方面内分泌系统影响神经系统的功能，会引起神经系统的功能障碍。从而产生相关疾病，如甲状腺分泌的甲状腺素影响脑的发育和正常功能。

（5）神经系统遗传性疾病　神经系统遗传性疾病是由于遗传物质的改变而造成的神经系统疾病。由于遗传因素参与了大多数疾病的发生，相当多的神经系统疾病具有或多或少的遗传倾向。在神经系统单基因遗传性疾病患者大部分是由于其遗传物质的改变从而导致蛋白质的结构或功能的变化而致病。故其临床症状，疾病后实际与相关蛋白质的功能、生物反应、定位、组织表达等因素息息相关。大部分神经系统遗传性疾病预后不良。

（6）卒中　卒中分为缺血性（脑血栓形成和脑栓塞）和出血性卒中（脑出血和蛛网膜下腔出血）。急性起病，在数秒至数分钟之内达到高峰，表现为脑局部血液循环障碍所导致的神经功能缺损，是神经系统血管性疾病中最常见的类型。其临床表现和受累血管的供血区域紧密相关，通常可根据神经功能缺损情况大致判断疾病定位。

（7）外伤性　多有明确的外伤史。一般神经系统受损症状和外伤同时出现，结合影像学可发现明确的神经系统的损伤证据。神经系统外伤根据受累部位分为颅脑损伤、脊髓损伤、周围神经损伤。

二、临床样本在神经系统疾病临床研究中的重要意义

1664年Willis提出神经病学（Neurology）概念，确立了神经病学作为一门独立的学科，随着文艺复兴后17世纪的生理学，18世纪的病理解剖学、电生理学和神经组织学的出现和发展以及19世纪随着显微技术的不断进步，神经细胞病理学的出现，更多的神经系统疾病和诊断方法被发现，将现代临床神经病学推到一个新的起点。人类的感觉、认知、情感、思维和行为都是以大脑和神经的活动为基础的，复杂而庞大的神经系统疾病的预防、诊断与治疗，首先应基于完整详细的

病史采集和准确的神经系统症状检查，进而应用影像、实验室检查等多学科的各种方法，从不同水平、多个角度，特异状态开展临床研究。

神经系统主要由神经元和神经胶质细胞组成。神经元发挥着主导的作用，神经元间传导与信号传递是神经活动的基础，将信息传递给其他神经元，形成极为复杂的神经环路与网络，同时胶质细胞参与密切的互相联系。神经元与神经元之间、神经元与效应器之间的信息传递，一部分是通过电信号传递，另外一部分是通过化学传递，而化学传递的方式主要是通过神经递质及其相应受体在突触部位实现的。对胶质细胞的认识和研究是神经病学中的一个热点领域，在神经发育中营养支持神经元，调节突触功能，维持细胞外微环境，参与大脑免疫和防御，形成成髓鞘细胞对轴突的支持代谢等作用。神经发育过程中，神经元依赖于其他细胞的分子信号，决定了神经元的外形、位置、递质以及靶细胞的连接。

因此分析神经元、胶质细胞、突触、神经递质和受体以及神经发育的结构和功能，揭示各种神经活动的基本规律，并在各个水平上阐明其机制，进而预防、诊治各种神经系统疾病，就成为神经学科临床研究的基本任务和内容。常规的实验室检查多为外周血检查（包括血清血浆、活细胞、DNA、RNA）、尿液检查（包括细胞、DNA、RNA、蛋白质）；脑组织检查（包括切片、细胞）、脑血管标本，周围组织检查（肌肉、周围神经、血管）、脑脊液检查（包括常规、生化、细胞学、酶学、蛋白质电泳、病原学检查）等是神经系统疾病的常规检查，与其他传统学科相比，神经生物学样本的实验室检查对许多神经系统疾病的诊断具有不可替代的作用，在很多时候具有决定性的标志意义。紧随着20世纪后医学科学理论体系的不断完善，分子生物学技术和超微结构研究的渗入融合，递质、受体、蛋白质、基因——临床样本新时代的佼佼者，将引领神经病学开启划时代的新篇章。

（黎波　李灵芝　王荣亮　罗玉敏）

第二章

临床样本概述

一、概念

美国国立癌症研究所（NCI）对临床生物标本（biospecimen）的定义是"一些组织、血液、尿液或其他生物衍生材料可用于诊断和分析，一次活检可能产生几个标本，包括多个蜡块或冰冻标本"。《中国医药生物技术协会生物样本库标准(试行)》对样本的定义为"任何包含人体生物信息的生物物质，包括人体组织、血液、分泌物、排泄物及其衍生物"。临床样本是指在临床诊疗中，一切从亚细胞结构（DNA）到细胞、组织（骨骼、肌肉、结缔组织和皮肤）、器官（如肝、心、肾、膀胱）、血液、配子（精子和卵子）、胚胎、胎儿组织、尿液、粪便和汗、头发、指甲、脱落的上皮细胞、胎盘等其他所采集到的标本。

临床样本的科学收集、管理和利用日益受到临床医生、医学研究人员、药物研究者以及生物工作者在世界范围内广泛重视，生命科学界清楚地认识到，临床样本所衍生出的巨大能量和意义，在人类健康领域发展与进步过程中起着至关重要的作用。

二、演绎

人类对临床样本的认识可以追溯至远古时代。早在古印度时代，医生将患者的尿液倒在地上，从是否招来蚂蚁来判断"蜜尿"的可能，这是可考证的最早的尿糖测定方法。公元前400年，希波克拉底就在著作中明确记载了儿童和成年人发热时尿液的变化，并提到气味的不同和颜色的变化可以反映疾病的病情。公元1000年，波斯名医梅尔总结了其对尿液的观察研究，描述了颜色、黏稠度、尿量、透明度、沉淀物、臭味和泡沫7种特点。可见，医生对于临床样本的重视始于医学的"萌生之初"。

而对于临床样本的探索，随着自然科学的发展"一发而不可收拾"。1590年，显微镜发明以后，人们对于疾病的研究不再仅仅局限于宏观的解剖形态结构，而是开始发现和认识细胞，开创了细胞学发展的新纪元，继而人们从微观世界中了解和观察到了血液的细胞组成，并根据它们各自的特点将它们分为红细胞、白细胞和血小板。人们发现许多疾病的发生和发展，血液中的细胞数量之间存在一定的关系。细胞学的发展，开创了人类认识疾病的新纪元。

20世纪50年代开始，随着临床化学的广泛使用，对临床样本的范围和深度的研究势如破竹。19世纪和20世纪之初，对于血液和尿液样本的分析仅限于重量分析和容量分析技术。1904年建立的一系列血液生物化学成分的比色分析法，很大程度上推动对于血液样本分析的临床应用。1950年前后，医生对临床生物化学实验室的重视度逐渐升高，医疗人员开始大量应用血清酶活力测定作为监测细胞、器官损害及肿瘤生长的指标。20世纪70年代伴随着实验室的仪器和技术的飞速发展，对于临床样本的检验分析更趋于整体化。为了解某一器官的功能概貌，可组合一系列相关试验，经综合、分析做出评价。如将蛋白质、血清酶、电解质和血气等多项配套分析结果，使数据转化为更高层次的报告，来评价肝功能、肾功能、心肌损害、肿瘤标志、血脂分析以及内分泌功能。

不断演变的医学模式中，生物技术迅猛前进，这也推动了临床样本的地位"重要凸显"。人类医学模式经历了"神灵主义医学模式""自然哲学医学模式""机械论医学模式""生物医学模式"和"生物–心理–社会医学模式"五个阶段。随着科学技术的进步，医学的研究逐渐从宏观步入微观；从信奉神灵，到自然哲学；从细胞病理学、解剖学、生理学、微生物学和免疫学等生物科学体系的形成，到分子水平、基因芯片的分子生物学。2015年随着"精准医学时代"的到来，重组DNA技术、核酸印迹杂交技术、凝胶电泳测序、聚合酶链式反应（PCR）等一系列临床检测技术的重要性在医学研究中日益凸显，通过改进检验技术、优化分析方法、挖掘样本数据，越来越多"诊断金标准""靶向治疗药物"涌现，临床样本作为在医学研究中的中坚力量愈加蓬勃发展。

三、在实践中的重要作用

现代医学之父William Osler（威廉·奥斯勒）曾说过：行医，是一种基于科学的艺术，以科学为手段，以科学为依据，以科学为目的。临床医学是医学的主体，临床研究是以患者为主要研究对象，以疾病的诊断、治疗、预后、病因和预防为主要研究内容，以医疗机构为主要研究场所的医学科研活动的总称，其目的在于解决临床问题、服务临床实际工作。在生物医学研究飞速发展的今天，随着人们对健康和疾病认识的不断深入，传统的单病因、单基因研究模式已难以满足复杂疾病的研究需要，临床样本是医学生命科学研究的基石，是研究和揭示人类疾病的转化医学的重要桥梁。

临床样本的标志物及其相关生物信息与人体病理生理变化等密切相关，由于其能从微观层面反映疾病病情变化和转归，因此，其检验结果是临床决策的重要组成部分，及时、准确的实验室检验结果是患者获得有效诊断和治疗的基础，同时具有客观、可量化的特点，在许多疾病的临床诊断或疗效评价中发挥着重要的决策指导作用。

例如应用脑脊液生物标志物对神经退行性疾病进行早期诊断时，阿尔茨海默病（AD）和帕金森病（PD），与非典型PD、帕金森病痴呆（PDD）以及路易体痴呆（DLB），由于症状重叠，特别是在疾病早期阶段，在临床症状上比较难区分。临床医生可以利用灵敏度与特异度均较高的生物样本标志物，如α-突触核蛋白，Aβ 1-42，T-tau，P-tau进行鉴别。α-突触核蛋白的水平在PD、PDD、DLB患者脑脊液中降低，而在AD患者脑脊液水平升高；Aβ 1-42在DLB患者脑脊液中的水平降低，并且在AD患者的脑脊液中进一步降低；AD患者脑脊液的总tau（T-tau）和高磷酸化tau（P-tau）的水平增加。由此可见，在同一疾病不同病程当中，或在同一疾病的不同类型病当中，临床样本所带来的诊疗信息起到了决定性的意义。

临床样本对于临床实践的决策作用不仅体现在常规疾病的诊疗中，更体现在与时俱进的医学发展中。随着大数据、基因组学、代谢组学和表观遗传学等领域的快速发展，临床样本成为开展临床研究的核心组成部分，并且也是开展精准医学的重要基础。精准医学是指针对每位患者的个体特征制定个性化的治疗方案。应用生物标志物精确识别某类疾病的高危人群，实现精准预防。对于疾病的早期患者，可精确识别患者体内微量的特异性生物标志物，实现疾病早发现和早诊断。对于已确诊的患者，可识别一种疾病在分子水平的异质性，为不同疾病亚型、不同遗传背景的患者制订最有效、副作用最小且最节约的治疗方案。由此可见，临床样本的应用贯穿疾病三级预防和临床治疗的全过程，其重要性不言而喻。

在临床研究中，临床流行病学在探索疾病病因、控制疾病发展和制定疾病防控策略等诸多方面都具有重要的作用。临床流行病学研究往往需要大样本的调查才能得出可靠结论。分子流行病学是近十几年发展起来的流行病学的新分支，是传统流行病学学科发展过程中应运而生的产物，也是流行病学与分子生物学理论和技术取得的巨大成就相结合的产物。随着临床样本的需求量越来越大，对临床样本的分类和保存的要求也越来越高。近年来，我国建立了多个大型的疾病研究队列，相应会在研究过程中收集大量的临床样本，利用临床流行病学对临床样本的分析应用不可或缺。循证医学研究是促进医学发展的重要科学方法，在循证医学研究的开展过程中，除了临床试验设计的合理性、方案执行的严谨性外，临床样本的优与劣对临床研究结果的准确性同样有着重大影响。

医学从诞生之初发展到现在，经历了漫长而又曲折的道路，如今，已经与自然科学和技术的进步紧密地联系在一起，密不可分。疾病阻碍着社会发展，影响着历史发展轨迹，消耗着大量物质资源，加重了国家和家庭经济负担，人类与疾病的斗争一直从未停息。自2019年底暴发的新型冠状病毒感染的病原体的发现、诊断试剂盒的制备、各种防疫措施的出现都离不开临床样本的采集。相信随着人们对临床样本的认识越来越深入，它将在基础研究和临床诊疗中发挥越来越大的作用。

（黎波　王荣亮　罗玉敏）

第三章 外周血样本的留取方法及应用

第一节 外周血在临床试验中的重要性

外周血（PB）是指除骨髓血以外的血液，是临床中较容易取到的标本。血液是最常规的临床检测标本，血液的常规检测可以帮助诊断疾病、鉴别疾病、监控疾病的发展和预后，血液的特殊检测有时可以作为一些疾病的早期预警。

由于血-脑屏障的存在，血液检测似乎对神经系统疾病的诊断价值不如其他系统疾病。然而，随着科技的发展，越来越多的证据表明，血液中分子标志物的出现可能要早于影像，神经系统疾病患者血中DNA、RNA、蛋白质等的检测对疾病的预警、早期诊断、判断预后等也非常重要。

人体血液标本离心后分为血浆/血清层和血细胞层。血细胞中包括红细胞、白细胞、血小板和少量干细胞。白细胞是粒细胞、淋巴细胞和单核细胞的总称。临床上常应用外周血的血浆、血清进行血常规、生化、血清免疫学检验，以此来诊断或者鉴别某些疾病。血细胞的形态学检查和细胞学检查不仅对于各种血液病的诊断有重要意义，随着科技的发展，外周血的血浆、血清、血细胞对各系统疾病的早期诊断及预警和预后的判断越来越重要。

1. 血浆和血清检测的临床意义

血浆和血清检测就是通过检验学的各种方法将分离出来的血浆、血清进行分析，以达到人体体检和疾病诊治的目的。血浆和血清可检查的项目范围很广泛，如生化的各项检测、免疫球蛋白、肿瘤标记物、补体等检查，所以临床医学对疾病诊断离不开血浆和血清的各项检查，同时，血浆和血清检查也能对临床疾病的治疗起到指导和效果检测的作用。

血浆和血清中的标志物具有指导疾病的诊断、鉴别诊断及预后判断的应用价值。如同型半胱氨酸（Hcy）的含量则与心脑血管疾病和神经系统疾病密切相关，监测糖尿病患者Hcy水平有利于对其预后的评估；平滑肌肌球蛋白重链（smMHC）、肌酸激酶同工酶BB（CK-BB）、平滑肌肌钙蛋白（Sm-troponin）、血尿酸等指标有助于主动脉夹层的早期诊断；转化生长因子β（TGF-β）可以用于马凡综合征患者主动脉重塑的监控；基质金属蛋白酶（MMPs）的浓度检测可有助于判断血脑屏障的损伤程度。

药物血浆半衰期在药物研发中是一个非常重要的概念，指药物在血浆中最高浓度降低一半所需的时间。表示药物在体内的时间与药物浓度的关系，可反映药物在体内消除（排泄、生物转化及贮存等）的速度。根据半衰期给药，可以保证血液浓度维持在最适宜的治疗浓度而又不引起毒性反应。抗癫痫药物的血药浓度检测对指导临床用药尤为重要。

2. 外周血细胞检测的临床意义

外周血细胞可制作成外周血涂片，染色后在显微镜上进行检查，主要包括两个检验项目：血细胞的组成和血细胞的形态。由于它是直视血细胞的构成比例（数量变化）和细胞质的形状（形态变化）的检验，并且可以结合临床信息，因此，被誉为某些疾病的金标准项目，对许多病理的评判具有非常重要的价值。

（1）外周血细胞构成比例及数量变化检查，可为临床判断相关疾病提供重要的依据。如在白血病的病例中能观察到大量的原始及幼稚白细胞；地中海贫血部分病例能观察到靶形红细胞占20%左右。中风患者中性粒细胞和淋巴细胞的比值对预后的判断也有意义。

（2）外周血细胞形态学检查，能直观反映疾病的信息。如巨幼细胞性贫血病例中能观察到红细胞巨大及中性粒细胞分叶过多。

3. 外周血核酸（DNA和RNA）检测的临床意义

组织中的核酸（DNA或者RNA）携带着组织细胞的信息，通过外泌体进入外周血中，其中一些核酸在一种或多种疾病中存在差异表达，并参与疾病的发生发展，与疾病的临床特征存在相关性，具有良好的诊断价值。通过对外周血中差异表达的核酸进行细致地分析，可在基因水平上阐明疾病的发病机理及调控通路。有些核酸还可以作为诊断标记物用于疾病的诊断，并为疾病的干预、治疗提供新的思路。通过检测外周血的核酸，可以实现疾病的非侵入性检查，有望对不易获取病理组织的深部组织病变进行诊断，具有很高的临床应用价值。

（1）病毒核酸的检测　通过聚合酶链式反应（PCR）技术诊断外周血液中是否存在病毒核酸，以诊断机体有无病原体感染，可以将病毒的检测窗口期缩短，提高诊断效率。如临床上的乙肝（HBV）、丙肝（HCV）、EB病毒、艾滋病（HIV）

以及神经系统各种病毒感染性疾病的病毒检测。

（2）肿瘤标志物的检测　外周血肿瘤标志物的检测是临床常用的肿瘤诊断及预后判断的方法，具有重要的进行临床意义。合理地选择性地应用肿瘤标志物可以对某些肿瘤早期诊断，更准确地临床分期，制定更合理的治疗方案，判定预后等。如甲胎蛋白（AFP）是早期诊断原发性肝癌的标志物；癌胚抗原（CEA）是结肠腺癌的主要标志物；癌抗原125（CA125）是卵巢癌和子宫内膜癌的首选标志物。

（3）基因疾病的检测　基因疾病指基因受损或突变引起的疾病。通过对外周血中特定的基因进行检查可以预防、诊断某些类型的基因疾病。如在婚前、孕前、产前及早检测并诊断来源于父母或者在胚胎期的基因突变，预防新生儿的出生缺陷（唐氏综合征的产前诊断与筛查）；如急性淋巴细胞白血病患者外周血 *wT1* 基因的检测；肌萎缩侧索硬化症（渐冻人）、遗传性小脑共济失调、帕金森病、阿尔茨海默病等神经系统疾病的检测。

（4）先天性遗传性代谢缺陷疾病的检查　由于基因改变导致某种酶或蛋白质的功能发生质和（或）量的改变，从而引起某种或某些代谢途径的生化物质发生变化而产生的一系列疾病。在疾病早期筛查与患病风险评估方面，基因检测对于遗传性疾病等致病基因筛查是避免疾病发生的重要预防措施。如遗传性肿瘤、地中海贫血、先天性耳聋等遗传性疾病、肝豆状核变性和线粒体脑病等。

综上所述，外周血的各个成分对于临床上疾病的诊断、早期疾病的发现和防治，以及疾病病程的判断均具有重要意义。随着近些年来对血细胞免疫学、血细胞遗传学、血细胞超微结构、分子生物学、造血干细胞及细胞因子等深入的研究，大大推动了血液临床与实验室新知识的迅速发展。下面将分别介绍外周血中各种成分的样本留取方法。

第二节　外周血浆的留取方法

血浆是指血液中除了红细胞、血小板之外的部分，为淡黄色或无色透明的液体。将新鲜血液离心，使血细胞沉降，上层清液即是血浆。人体含有2750~3300ml血浆，约占血液总体积的55%。血浆的绝大部分是水（体积的90%~92%），其中溶解的物质主要是血浆蛋白，还包括葡萄糖、电解质、无机盐离子、酶类、激素、胆固醇及其他重要组成部分。血浆的主要功能是运载血细胞、维持胶体渗透压、血液酸碱平衡，同时也是运输维持人体生命活动所需的物质和体内产生的废物的主要媒介，血浆蛋白分解产生的氨基酸，可用于合成组织蛋白质或氧化分解供应能量，还参与凝血和免疫作用。

【实验设备】

主要是离心机。

离心机的选择： 因为血液各成分比重不同，离心力可将其分层后得到分离开的血浆。血清和血浆的分离，对所需要的离心机参数配置与机型要求不高，最大相对离心力（Max RCF）不低于 $1500 \times g$，常规的低速离心机均可以达到。主要是根据试验安排来选择相应的离心机型号。

（1）利用离心机的适配器分离不同规格的样品。若要处理的样品数量少，体积小，可用方便、快捷的小型台式离心机。如国产的 BY/TD-3A 型血清学用离心机（北京海富达科技有限公司）和 Microfuge 20/20R 台式微量离心机（Beckman Coulter），可分离体积在 2ml 以内的样品；若要处理的样品数量较多、体积较大，则要选择单次离心量较大的台式离心机，以提高工作效率。如 PM-R1042J 台式冷冻低速离心机（普若迈德），搭载相应的适配器，可批量分离容积为 5ml 真空采血管保存的样品，也可以处理容积为 250ml 的样品。

（2）如果需要检测血浆中受温度影响的不稳定（易降解、失活）物质，如某些细胞因子或者酶类，尽量选择制冷型离心机，并在离心样品前提前预冷至 4℃；如果离心样品可能涉及致病性的细菌或病毒等物质，则要选择配备生物安全转子的离心机（如 Microfuge 20/20R 台式微量离心机，Beckman Coulter），用于避免气溶胶的外溢，保证工作人员及实验室环境安全。

（3）常用的离心机的转子根据离心管中心线与旋转轴角度可分为水平转子和角转子。水平转子配有吊篮等适配器，在静止时，转子中的离心管中心线与旋转轴平行，旋转加速时，中心线由平行位置逐渐过渡到与旋转轴接近垂直的位置。水平转子适合分离大容量的或者需要分层（如密度梯度离心）的样品，不宜进行高速分离；角转子中的离心管中心线与旋转轴成 14°～45° 的固定角度，离心后的沉淀在管中会形成斜面。其特点是：运行稳、寿命长，适合高速分离，但相同离心力的分离效果则相比水平转子差一些。分离血浆或血清样本时，优先选择水平转子离心机，但角转子也可以完成分离。

【实验耗材】

静脉采血针、皮肤消毒酒精、样品管、一次性消毒的巴氏吸管，以及已添加抗凝剂的真空采血管（或者商用的抗凝真空采血管）。

抗凝真空采血管的选择： 真空采血管减少了护患双方传染的机会，提高了血标本合格率，是目前临床应用中最常用的采血管。真空采血管的头盖和标签颜色的不同代表采血管内添加剂种类和试验用途不同。可以根据待检测项目或实验指标的相关要求选择相应的采血管。收集血浆的真空采血管中含有抗凝试剂，根据不同的检测需求选择合适的采血管。抗凝剂的种类见【实验试剂】部分。常见的商用真空抗凝采血管一般分为以下几种。

（1）乙二胺四乙酸（EDTA）盐抗凝采血管，紫色头盖。采血管内含有乙二胺四乙酸二钾（EDTA-2K）、乙二胺四乙酸三钾（EDTA-3K）或乙二胺四乙酸二钠（EDTA-2Na），血浆主要适用于常规血液学检验（比如血浆中同型半胱氨酸、腺苷同型半胱氨酸、腺苷甲硫氨酸水平等）、糖化血红蛋白、流式细胞检测，不适用于凝血试验及血小板功能检查。该类型的商品化采血管参考BD公司生产的EDTA管（货号：367861，267863）。

（2）草酸钾/氟化钠抗凝采血管，灰色头盖。氟化钠属于弱效抗凝剂，一般按照1∶3的比例与草酸钾合并使用。适合于血糖（含糖耐量）测定，但不能用于尿素酶法测定尿素，也不能用于检测碱性磷酸酶和淀粉酶。该类型的商品化采血管参考BD公司生产的血糖管（货号：367921，367933）。

（3）枸橼酸钠抗凝采血管，浅蓝色头盖。主要用于血凝实验（凝血酶原时间、凝血酶时间、活化部分凝血酶时间、纤维蛋白原、各种凝血因子）的相关检测。该类型的商品化采血管参考BD公司生产的抗凝管（货号：364305）。

（4）肝素（肝素锂或肝素钠）抗凝采血管，绿色头盖。肝素锂主要适用于急诊、大部分的生化实验和某些特定的化验项目（如红细胞脆性试验、血氨、血气、血流变、红细胞压积试验、血沉等）；肝素钠适用于流式T细胞因子检测。该类型的商品化采血管参考BD公司生产的肝素管（货号：肝素锂抗凝：367884，肝素钠抗凝：367871）。

（5）惰性分离胶管抗凝采血管，浅绿色头盖。在惰性分离胶管内加入肝素抗凝剂，可达到快速分离血浆的目的，是电解质检测的最佳选择，也可用于常规血浆生化测定和重症加强护理病房（ICU）等急诊血浆生化检测。该类型的商品化采血管参考BD公司生产的末梢采血管（货号：365985，365987）。

【实验试剂】

分离血浆时为避免血液的凝固，要提前在采血管中加入一定量的抗凝剂。通常是将其加入采血管中，在50~60℃温箱中烘干备用。

抗凝是用物理或化学方法去除或抑制血液中的某些凝血因子的活性，以阻止血液凝固的物质，称为抗凝剂或抗凝物质。常用的抗凝剂可分为三类：①化学制剂，主要的作用机制是螯合血液中的钙离子，使其转变成络合物，如乙二胺四乙酸二钠、草酸盐、枸橼酸钠等；②生物制剂，如肝素，其主要的作用机制是阻止凝血酶的生成，从而发挥抗凝作用；③离子交换剂，系采用物理性方法去除血液中的钙离子，防止血液凝固，如Dowex-50W（苯乙烯系强酸型阳离子交换树脂）、Amberlite IRC 50（大孔弱酸钠型丙烯酸系阳离子交换树脂）。

各种抗凝剂均有不同的优缺点，要根据试验要求，选择最适合的抗凝剂。也可以购买不同种类抗凝剂的商用采血管。下面将介绍几种常用的抗凝剂，分别从作用原理、优缺点及使用剂量做一总结。

乙二胺四乙酸（EDTA）盐：常用其钠盐或钾盐，主要的机制是可螯合血液中的钙离子，阻滞和终止内源性或外源性凝固过程，从而防止血液标本凝固。可维持6h以上的抗凝能力。

优点：抗凝作用强，效果比肝素与草酸盐等的效果要好，无毒、代谢快，对血细胞的形态和血小板计数影响很小，适用于多种血液学检查。

缺点：EDTA影响血小板聚集，不适用于凝血象检查和血小板功能试验。如果血液中使用EDTA抗凝剂过量，会使细胞皱缩，从而降低血容比（PCV）、平均红细胞体积（MCV）与平均红细胞血红蛋白浓度（MCHC）等值，影响血小板数值；会增加非蛋白氮（NPN）量，故不适合做大肠菌群（MPN）测定；会干扰比色，故不适合碱性磷酸酶（ALP、SAP、AP）活性测定；增加二氧化碳结合能力，不适合血中二氧化碳含量测定；不适合Jaffe法测定肌酸酐值；钠盐较钾盐不易溶解，故常用钾盐；不能测定钙、钾与钠的定量；血液量太少时，血小板数目误差值大。

用量：根据国际血液学标准化委员会（ICSH）建议，CBC抗凝剂用量为每毫升血液使用1.5~2.2mg EDTA-K·2H$_2$O。配成10%溶液，每0.1ml可使5ml血液不凝。

草酸盐合剂（草酸钠、草酸钾及草酸铵合剂）：它们溶解后解离的草酸根可结合血液中钙离子，形成不溶解的草酸钙，达到抗凝目的。

优点：溶解度大，抗凝作用强。对血细胞体积影响不大，适用于血液学检测。

缺点：草酸盐对凝血因子V保护功能差，影响凝血酶原时间测定效果；草酸盐与钙结合形成的沉淀物，影响自动凝血仪的使用。不适于凝血检查。草酸盐浓度过高还会导致溶血、改变血液pH值、可使血小板聚集，干扰血浆钾、钠、氯和某些酶活性的测定，也不适用于血小板计数、白细胞分类计数。

用量：草酸钠通常用浓度为0.1mol/L，其与血液1:9（*m/V*）比例使用。2mg草酸盐可抗凝1ml血液。

枸橼酸盐：主要为枸橼酸钠，又名柠檬酸钠。与血中游离的钙离子形成非离子化的可溶性枸橼酸钙螯合物，从而阻止血液凝固。

优点：多用于临床血液学检查，一般用于红细胞沉降率和凝血功能测定。因其毒性小，可以作为血液的保存液。

缺点：干扰许多化学物质测试，不适合做生化检测；枸橼酸盐在血中的溶解度低，抗凝能力弱，只能维持很短的抗凝时间；使血球皱缩，不适合做血液形态学研究；抑制淀粉酶活性作用。

用量：枸橼酸钠与血液的比例为1∶9（m/V）或1∶4（m/V），国家临床实验室标准化委员会（NCCLS）推荐的抗凝剂浓度是3.2%或3.8%（相当于0.109mol/L或0.129mol/L）。

肝素：肝素是生理性抗凝剂，广泛存在于肺、肝、脾等几乎所有组织和血管的周围肥大细胞和嗜碱性粒细胞的颗粒中。其抗凝机制较为复杂，主要是加强抗凝血酶Ⅲ（AT–Ⅲ）灭活丝氨酸蛋白酶的作用，从而阻止凝血酶的形成，并有阻止血小板聚集等多种抗凝作用。抗凝作用维持时间低于8h。

优点：抗凝能力强、对血液化学分析干扰少、不影响血细胞体积、不易溶血。除有些因素会干扰凝血机制检查项目外，绝大多数的检查都可用肝素作为抗凝剂，适合做生化检查和血液气体分析。它是红细胞渗透脆性试验理想的抗凝剂。

缺点：价格贵。常引起白细胞聚集，并使用涂片在罗氏染色时产生蓝色背景，不适合血液中一般检查。红细胞、白细胞与血小板极易聚集，不适用血常规检查；干扰白细胞染色性，故不适合做血液涂片，也不能做白细胞分类计数；不适合做凝血酶原时间测定；含铵盐的肝素，不能用于测定血氨量；含钠盐或铵盐的肝素，不能测定血中电解质或尿素氮量，且肝素钠不容易溶解，故常用肝素锂作为抗凝剂。

用量：配成0.5%~1%水溶液，每0.1ml可使3~5ml血液不凝。每毫升血液肝素用量为（15±2.5）U。

离子交换剂：通过去除血液中的钙离子，发挥抗凝作用，常用于白细胞和血小板分离。

优点：这种方法获得的血液中不含抗凝物质。

缺点：不能用于血液保存。

用量：Dowex–50W，每200~400ml血液使用25~30mg；Amberlite IRC 50，每200~400ml血液使用25~30mg。

【实验步骤】

外周血抽取主要有静脉采血法、皮肤采血法及负压采血法。静脉采血一般选择体表浅静脉，皮肤采血常选用手指，负压采血与静脉采血方法相似，唯一不同的是采用负压采血针，方便简单，较为常用。

1.采血

（1）取一支含有抗凝剂的采血管，在管壁上标注被采血者的姓名或编号。

（2）在静脉处皮肤局部消毒，将采血针刺入静脉，可见有血流入软管中，将另一侧采血针刺入采血管，血液会自动流入采血管中。

（3）等血液不再流入采血管后，拔出采血管及静脉针，轻轻颠倒采血管8~10次，使血液与抗凝剂混匀，将采血管垂直放置。

2.血浆分离

（1）采血管在室温垂直放置，让其自然沉淀1h。

（2）先在天平上平衡各组样品，将采血管按质量对称放入离心机的转子中。若各采血管质量相差较大或采血管的数量为奇数，则需要同等质量内容物（水）的采血管分别替代平衡。

（3）根据《临床化学检验血液标本的收集与处理》（WS/T 225—2002）中的标准，血清样本用相对离心力（RCF）$1000 \times g$~$1200 \times g$，离心5~10min。

（4）等离心机停止后，轻轻取出采血管，不要晃动或颠倒。

（5）使用一次性无菌巴氏吸管轻轻吸取采血管中的浅黄色上清，转移至样品管中，此处注意不要吸到沉淀。

（6）在样品管的侧壁写下样品编号、取样日期等信息。

（7）旋紧样品管帽，提取的血浆立即用于检测，也可将其放入冰箱中冷冻存储，进行后续的检测。

【注意事项】

（1）商品化的离心机都在一定程度上允许的装样不平衡量，说明书上通常会给出该离心机的最大不平衡限量。但若各组离心样品不平衡时，离心时产生的不平衡力会冲击轴承及支架，也会导致离心机损伤。因此，尽量保证各组离心管质量平衡后再进行离心，最好在离心前用天平精密地平衡，对离心机的寿命有好处。

（2）如果在处理样品时使用了离心机制冷功能，停机后离心腔内会有结霜现象，此时应打开上盖，使机器恢复室温化霜。对于没有排水孔的离心转头，建议自行拆下转头清理化霜后产生的积水。

第三节　外周血清的留取方法

血清是指血液凝固后，在血浆中除去纤维蛋白原及某些凝血因子后分离出的淡黄色胶状液体。临床上指含有特异性免疫体的免疫血清，包含抗毒素、凝集素、抗生素等成分。其主要作用是维持血液的正常黏度、酸碱度、渗透压，提供基本营养物质、结合蛋白、激素和各种生长因子，参与免疫反应等。血清与血浆最大的区别是血清中不含纤维蛋白原及其他参与凝血反应的物质，血清不会凝固。因此，为避免抗凝剂的干扰，人和动物的血液检测通常用血清样本进行分析，用于帮助诊断疾病、预防或治疗疾病。

【实验设备】

分离血清与分离血浆使用的离心机一致即可（见血浆部分）。

（1）普通血清管，红色头盖。不含任何添加剂，抽血后不需要摇动，一般10min左右使血液凝固。用于各种生化和免疫学检测（如肝功能、肾功能、血清免疫等）。该类型的商品化采血管参考BD公司生产的血清管（货号：367812，367814）。

（2）快速促凝血清管，橘红色头盖。采血管内含有促凝剂，用于激活纤维蛋白酶，使可溶性纤维蛋白变为不可溶的纤维蛋白多聚体，进而形成稳定的纤维蛋白凝块。一般可在5min内使血液凝固，主要用于急诊血清生化检验。

（3）血清分离胶管，金黄色头盖。含有惰性分离胶和促凝剂。分离胶管具有很好的亲和性，起到隔离作用，标本离心后，分离胶能将血液中的血清成分和固体成分（血细胞）彻底分开，并积聚在试管中形成屏障，减少影响实验的因素。因其可大大缩短血液凝固时间，主要用于急诊各种血清生化（肝功能、肾功能、心肌酶、淀粉酶等）、电解质（血清钾、钠、氯、钙、磷等）、甲状腺功能、药物检测、艾滋病检测、肿瘤标志物、PCR、TORCH、血清免疫学检测，用酶联免疫吸附测试（ELISA）试剂盒检测各种炎性因子（IL-2、IL-6、TNF-α等）。该类型的商品化采血管参考BD公司生产的血清分离胶管（货号：367955，368498）。

【实验耗材】

静脉采血针、皮肤消毒酒精、样品管、一次性消毒的巴氏吸管，不含抗凝剂的真空采血管（或含有促凝剂的真空采血管）。

【实验试剂】

与分离血浆不同，分离血清不需要加抗凝剂。为了快速分离血清，还可以在采血管中添加促凝剂（见【实验设备】及【实验耗材】部分）。

【实验步骤】

1.采血

血清的采血方式和血浆一致，唯一的区别是采血管中不含抗凝剂，采血步骤不再赘述。

2.血清分离

血清的分离方法与血浆有所不同，因采血管中不含抗凝剂，采血后将采血管在室温静置几十分钟或数小时，血液凝固后，纤维蛋白收缩，即可析出血清。也可以将采血管置于37℃保温箱或水浴锅中放置半小时后离心可加快血清的析出。如果血清样品需要检测酶活性等易降解的指标，则需要放到4℃冰箱中静置半小时，同时离心机在使用前需要预冷至4℃。在采血后（2h内）尽快完成血清的分离。其处理具体步骤如下。

（1）将血清室温（4℃或37℃）静置半小时。

（2）将样品配平后放入离心机，$1000 \times g \sim 1200 \times g$，离心5~10min。

（3）等离心机停止后，轻轻取出采血管，不要晃动或颠倒。

（4）使用一次性无菌巴氏吸管轻轻吸取采血管中的浅黄色上清，转移至样品管中，此处注意不要吸到沉淀。

（5）在样品管的侧壁写下样品编号、取样日期等信息。

（6）提取的血清立即用于检测，也将其放入冰箱中冷冻存储，以后进行检测。

【注意事项】

检测时的环境温度和血清（或血浆）的保存温度、保存时间都是样品分析稳定性和检测结果准确性的主要参数。

（1）血清通常保存在–80~4℃。短暂保存时可以存放于4℃，切勿超过1个月；如果需要长期存储，则需要放入–20℃或者–80℃冰箱中保存。①血清在22~25℃时放置不应超过8h；②若8h内不能完成检测，血清应置于2~8℃保存；③若48h内不能完成检测，血清应置于–20℃保存。

（2）应根据后续试验要求，将样品进行分装至无菌的容器中，然后进行冷冻。后续检测时，尽量避免样品的反复冻融，尽量只冻融1次。

（3）解冻样品时避免产生沉淀物，影响后续检测。①避免血清解冻时在短时间内改变的温度过大。应采用逐步解冻法：将血清从冷冻箱中取出后，先置于4℃冰箱中使其融化，然后再放置于室温使其完全溶解；②解冻过程中需要有规则地摇晃样品，使温度均匀，并缩短溶解时间；③血清灭活会造成沉淀物增多，若非实验需要，可忽略此步骤。若必须要热灭活，要始终摇晃均匀，并保证温度不要过高（高于56℃）。

（4）血清解冻后不宜在室温或37℃放置太久，否则会造成血清中不稳定成分受损，影响血清的质量及后续检测指标的准确性，血清也会变得浑浊。

（5）若解冻后血清中有絮状沉淀，主要是血清中的脂蛋白变性及解冻后血清中纤维蛋白造成的，这些絮状物一般不会影响血清的质量。可将其在 $1000 \times g$~$1200 \times g$ 离心 5~10min 后吸取上清。

【常见问题及分析】

（1）血清易从底部析出，可能是采血管壁不够清洁，使血凝块贴附于管壁或瓶壁上，血凝块收缩不良。

（2）发生溶血现象，可能有以下几种原因：①采血时，血流入采血管时速度过快，冲击力过大导致红细胞破裂；②采血时因操作不当导致的样品细菌或病毒污染，可使红细胞破裂后溶血；③采血后静置的时间不够，血液没有完成凝固；④运输途中发生剧烈晃动导致的红细胞破裂。

（3）无血清析出，可能是采血对象因个体原因（如患病）导致的体液严重丢失、血液凝固不正常等问题。

第四节　血中活细胞样本的留取方法

血液中的细胞（俗称血细胞）约占血液容积的45%，主要包括三类：红细胞、白细胞和血小板。其中成熟的红细胞无细胞核也无细胞器，胞质内充满血红蛋白，主要发挥结合与运输 O_2 和 CO_2 的功能。而正常成年人白细胞总数为 4.0×10^9/L ~ 10.0×10^9/L，可随时间和机体功能状态发生变化，主要参与机体免疫应答反应。根据形态、功能和来源部位，白细胞可分为三大类：粒细胞、单核细胞和淋巴细胞，其中粒细胞又可以根据胞质中颗粒的染色性质的差异分为中性粒细胞、嗜酸性细胞和嗜碱性细胞三种。

中性粒细胞在白细胞中数量最多，占白细胞总数的50%~70%。细胞呈球形，直径10~20μm，细胞核形态多样，腊肠状的称杆状核，分叶状的称分叶核，多为2~5叶，一般来说，细胞越接近衰老分叶越多，而杆状核则比较幼稚，占粒细胞总数的5%~10%。中性粒细胞具有变性和吞噬功能，在非特异性免疫反应过程中发挥重要作用，当机体发生病变或受到细菌侵犯时，它们迅速穿过血管壁进入组织，吞噬并分解消化病变组织或细菌，自身发生解体，释放出的各种溶酶体酶类能溶解周围组织形成脓液。在血管内，约有一半随血流循环，通常白细胞计数只反映了这部分中性粒细胞的情况，另一半则附着在血管壁。

淋巴细胞数量仅次于中性粒细胞，占白细胞总数的20%~30%，细胞和细胞核均呈圆形或椭圆形，根据细胞大小分为小（直径6~8μm）、中（直径9~12μm）、大淋巴细胞（直径13~20μm），主要参与机体特异性免疫应答反应。根据细胞成长发育过程、表面特征和免疫功能的不同，淋巴细胞又分为T细胞、B细胞、杀伤细胞（K细胞）和自然杀伤细胞（NK细胞）等四类，其中T细胞占淋巴细胞总数的75%，主要参与细胞免疫；CD4$^+$和CD8$^+$T淋巴细胞是T细胞的两大主要亚型，CD4$^+$T细胞按其功能又可分为辅助性T淋巴细胞和迟发型超敏性T淋巴细胞，前者为调节性T淋巴细胞，后者为效应性T淋巴细胞，能合成分泌IL-2、INF-γ、TNF-α等多种细胞分子，可以增强吞噬细胞介导的抗感染机制，促进炎性反应，还能分泌细胞因子促进B细胞的增殖和抗体的形成。CD8$^+$T细胞主要识别存在于靶细胞表面上的MHC-Ⅰ类分子与抗原结合的复合物，参与抗病毒免疫、抗肿瘤免疫以及对移植物的排斥反应等。而B细胞占10%~15%，在机体受到抗原刺激后增殖分化成浆细胞，生成抗体，参与体液免疫。K细胞的杀伤作用是抗原依赖性的，但其抗原是非特异的；而NK细胞的杀伤作用不依赖于抗原和抗体的存在，而且对杀伤肿瘤细胞也有重要作用。

单核细胞数量最少（占白细胞总数的3%~8%），但体积最大，是机体防御系统的重要组成部分。自骨髓进入血流时仍是尚未成熟的细胞，在血液中停留2~3d后迁移至周围组织，细胞体积继续增大可达60~80μm，胞内所含的溶酶体颗粒和线粒体数目也增多，成为成熟的巨噬细胞。单核细胞比其他血细胞包含更多的非特异性脂酶，可以消化细菌如结核杆菌的脂膜，并具有更强的吞噬能力，可以吞噬更多、更大的细菌和颗粒。单核-巨噬细胞在激活后可生成并释放多种细胞毒因子（例如干扰素、肿瘤坏死因子和白细胞介素等），参与调控其他细胞的生长，还在特异性免疫应答的诱导和调控中起关键作用。

血小板本身不是细胞，是骨髓巨核细胞细胞质的脱落物，浓度为（1.0~3.0）×10^5/μl，正常直径2~4μm，无细胞核，但有线粒体、微管等细胞器，呈双凸扁盘状，在受到机械或化学刺激时可变形伸出突起。血小板表面糖衣可以吸附血浆蛋白和凝血因子参与止血，而中央区致密颗粒和特殊颗粒内容物的释放则进一步促进止血和凝血。不仅如此，血小板内含有多种生长因子，富含血小板的血浆因具备修复等功能在临床中应用日益增多。

炎性反应在脑缺血、感染、外伤、肿瘤等中枢神经系统损伤病理进程中发挥着重要作用，包括外周免疫细胞如中性粒细胞、T淋巴细胞等穿越血-脑屏障浸润脑组织，细胞因子、趋化因子等炎性介质生成，原位免疫细胞小胶质细胞的活化以及对损伤组织的吞噬及修复等重要过程。其中，T淋巴细胞在脑缺血损伤24h即可浸润梗死区，它与血小板、脑微血管内皮细胞相互作用，是促进血栓形成、炎症持续进展和加重脑损伤的主要病理途径。而中性粒细胞作为固有免疫反应的第一道防线，不仅影响患者脑梗死严重程度、临床预后甚至与溶栓效果密切相关。因此研究神经系统病变后外周血中性粒细胞、淋巴细胞等细胞的变化、参与的功能及作用机制对于了解疾病进展和寻找干预治疗靶点都有着重要意义，而从外周血中选择性分离获得纯度高且存活率高的细胞成分是其他工作的基础和前提，将在以下章节重点阐述。

一、中性粒细胞

中性粒细胞是介导机体非特异性免疫反应的主要效应细胞，在机体感染防御中发挥重要作用，因而被广泛研究。在中性粒细胞体外研究中，将其高纯度地从外周血分离出来是关键。

目前报道的分离人和动物中性粒细胞的方法众多，常用的包括Percoll非连续密度梯度离心法、Ficoll-Hypaque密度梯度离心法、Dextran作用下红细胞自然沉降法、裂解红细胞法、流式细胞仪法、免疫磁珠等方法，其中密度梯度离心法、裂解红细胞法因操作相对简单而最常用。Dextran红细胞自然沉降法先使用葡聚糖促使红细胞沉降，然后使用60% Percoll进行密度梯度离心。但是研究发现红细胞分离之前应用葡聚糖，葡聚糖也可使部分白细胞随红细胞一起沉降，这使得Dextran作用下红细胞自然沉降法的中性粒细胞回收率最低。而且由于红细胞裂解液对一些老化的中性粒细胞具有一定的破坏作用，因此裂解红细胞法中性粒细胞回收率也略低于Percoll非连续密度梯度离心法。密度梯度离心法是根据细胞本身比重的差别来分离各种细胞，其中人中性粒细胞的漂浮密度为1.080~1.085g/ml，嗜酸性粒细胞为1.09~1.095g/ml，单核细胞为1.050~1.066g/ml，淋巴细胞为1.052~1.077g/ml，红细胞和多核白细胞为1.09~1.11g/ml，血小板为1.030~1.060g/ml。利用密度介于1.075~1.090g/ml而近于等渗的溶液进行密度梯度离心，可使不同细胞按相应密度梯度分布，从而将不同细胞成分分离。研究发现Percoll和Ficoll-Hypaque分离得到的中性粒细胞的纯度和回收率均较好，且两者并无差异，但因为Ficoll结构中的长链烃组成具有脂多糖（LPS）样作用，导致分离过程中对中性粒细胞的激活，从而对中性粒细胞本身具有影响。而Percoll的主要成分是硅石胶，对中性粒细胞的化学成分基本没有影响，因此Percoll法分离得到的中性粒细胞的存活率明显高于后者，是目前比较推崇的方法。

以上利用Percoll非连续密度梯度离心法分离得到的细胞纯度一般只能大于90%，若需获得更高纯度的中性粒细胞，还需借助技术要求更高的Percoll非连续密度梯度离心法联合免疫磁珠法。免疫磁珠法于20世纪70年代起步、80年代兴起，目前广泛应用于免疫学检测、细胞分离和蛋白质纯化。用免疫磁珠做细胞分选的原理是已包被一抗的磁珠与细胞表面相应分子特异性结合，或者已包被二抗的磁珠与预先已与细胞表面分子特异结合的一抗结合，磁珠携带与之结合的细胞吸附于分离柱或试管上，从而实现阳性细胞或阴性细胞的分离。研究发现，Percoll非连续密度梯度离心法联合免疫磁珠选择法安全有效，中性粒细胞分离纯度可达95%。综上所述，Percoll非连续密度梯度离心法分离纯化中性粒细胞，细胞回收率高，纯化程度好，操作过程简单，分离时间较短，可以同时得到中性粒细胞和淋巴细胞，1ml到数百毫升的样本均适用，适于在临床和科研中广泛应用，若获得血液量少或仍需提高中性粒细胞分离效率，可采用Percoll非连续密度梯度离心联合免疫磁珠分选法。实验者应根据实际实验目的选择合适的分离方法。下面将详细阐述联合分离中性粒细胞的具体步骤。

（一）Percoll非连续密度梯度离心法初步分选中性粒细胞

【实验设备】

离心机。

【实验耗材】

5ml EDTA抗凝采血管、15ml离心管、1ml移液枪和枪头、移液管。

【实验试剂】

Percoll原液、9%氯化钠溶液、双蒸水、胎牛血清、磷酸盐缓冲溶液（PBS）、RPMI-1640培养基。

【实验步骤】

（1）提前配制中性粒细胞分离液：将Percoll原液与9%氯化钠以9∶1（V/V）的比例混合，即得100% Percoll液，再用双蒸水稀释100% Percoll液配制60%和75%的Percoll分离液（V/V），两者的密度分别为1.079和1.090。

（2）采用EDTA抗凝采血管（若无抗凝采血管，可用普通离心管加肝素钠，每毫升血液需加5~10IU肝素钠）收集外周静脉血2ml，尽快进行后续操作。

（3）待所有试剂恢复至室温后，将新鲜的抗凝血与PBS溶液（也可用Hank's液）以1∶1混匀稀释；在15ml离心管中依次加入2ml 75%和2ml 60% Percoll液，然后将稀释的血液用移液枪沿管壁缓缓加入到盛有分离液的离心管中，动作切记轻柔缓慢，加入后要达到血液与PBS混合液位于淋巴细胞分离液液面之上的效果（稀释血液在分离液上方1cm处沿管壁缓缓加入，使稀释血液与分离液形成明显的界面）。

（4）450×g离心20min。

（5）离心结束后收集60%与75% Percoll液界面层中的中性粒细胞，用PBS溶液重悬，450×g离心10min，重复洗2次，洗脱Percoll胶粒。

（6）用加入10%胎牛血清的RPMI–1640重悬中性粒细胞待用。

【注意事项】

（1）Percoll是经过聚乙烯吡咯烷酮（PVP）处理的硅胶颗粒混悬液，对细胞无毒性和刺激性，所以经过Percoll密度梯度离心法分离的中性粒细胞活力仍然很高。人中性粒细胞密度是1.080~1.085g/ml，嗜酸性粒细胞的密度是1.090~1.095g/ml。本研究中使用的60%~75%的Percoll分离液密度理论上近乎是中性粒细胞密度的上下限。但由于少数的其他细胞特别是嗜酸性粒细胞与其密度较为接近，甚至部分嗜酸性粒细胞与中性粒细胞重叠，给制备高纯度中性粒细胞带来了一定的困难。

（2）该Percoll非连续密度梯度离心法分离纯化中性粒细胞，所得的细胞纯度可以达到（92.34±1.57）%，活力可达到（94.20±3.11）%，且中性粒细胞在外周血中所占比例最高，该方法分离得到的中性粒细胞可以满足一般的实验要求，方法简单经济，可在一般实验室进行。但如果实验者仍需要增加分离纯度、提高分离效率，需在密度梯度分离的基础上进一步进行免疫磁珠分选。

（二）中性粒细胞免疫磁珠分选

【实验设备】

磁力分选器、磁柱、细胞计数板。

【实验耗材】

5ml EDTA抗凝采血管、15ml离心管、1ml移液枪和枪头、移液管。

【实验试剂】

CD15磁珠试剂盒、磁珠分选缓冲液、RPMI–1640、胎牛血清（BSA）。

【实验步骤】

（1）制冰、将磁力分选器置于冰盒内操作，保证血液在8~48℃环境中进行分选。

（2）配制磁珠分选缓冲液：50ml PBS溶液中加入2mmol/L EDTA、0.5% BSA，pH 7.2。

（3）将初步分选获得的中性粒细胞悬液在室温450×g条件下离心10min，去除上清。

（4）将 1×10^7 个细胞重悬于 80μl 磁珠分选缓冲液中，若细胞数多则按倍数增加。

（5）向盛有 1×10^7 个细胞的缓冲液中加入 20μl CD15 磁珠，充分混匀后放在 2~8℃ 避光环境中孵育 15min。

（6）用 1~2ml 缓冲液洗涤细胞，$450 \times g$ 离心 10min 后去除上清。

（7）用缓冲液重悬细胞，将磁力分选器置于冰盒中，用 3ml 缓冲液冲洗磁柱后，将含有中性粒细胞的缓冲液加入磁柱中。

（8）用缓冲液冲洗磁柱，每次 3ml，重复冲洗 3 次。

（9）除去磁场后将磁柱放置在 15ml 离心管上，用 5ml 缓冲液加压快速冲洗磁柱，离心管中收集的就是中性粒细胞。

（10）$450 \times g$ 离心 10min 后去除上清，重悬细胞于 10ml 细胞培养液中，细胞计数（10ml 外周血可分出约 1×10^7 个细胞）。

（三）细胞活力检测

【实验设备】

显微镜、微量秤、研钵（图 3-1）。

【实验耗材】

量筒（100ml）、1ml 移液枪和枪头、移液管。

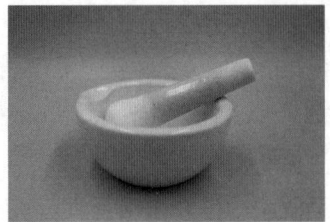

图 3-1　研钵

【实验试剂】

台酚蓝、双蒸水、PBS 溶液。

【实验步骤】

（1）配制 4% 台酚蓝母液：称取台酚蓝 4g，加少量双蒸水研磨，将双蒸水加至 100ml 时，用滤纸过滤后 4℃ 保存。使用时用 PBS 溶液稀释至 0.4%。

（2）细胞染色：制备单细胞悬液，然后将细胞悬液与 0.4% 台酚蓝溶液以 9∶1 混合均匀（台酚蓝终浓度为 0.04%）。

（3）细胞计数：混合 3min 内，显微镜下观察细胞，死细胞被染成明显的蓝色，而活细胞则呈无色透明状，分别计数活细胞和死细胞。

（4）统计细胞活力计算。

活细胞率（%）= 活细胞总数 /（活细胞总数 + 死细胞总数）× 100%

二、淋巴细胞

外周血中单个核细胞包括淋巴细胞和单核细胞，它们的细胞体积、形态和密度与其他细胞都不同。红细胞和多核白细胞密度较大，约为1.090，而淋巴细胞和单核细胞密度为1.075~1.090，血小板密度最小为1.030~1.035。基于以上细胞密度的差异，可利用一种密度在1.075~1.092之间而近于等渗的溶液进行密度梯度离心，这种分层液可以使得相同密度的细胞按照相应的密度梯度分布，从而将各种血液细胞成分加以分离。常用的分层液有Ficoll和Percoll两种。先简单介绍一下两种分层液，再以Ficoll分层液为例给出具体实验步骤。

Ficoll分层液即葡聚糖–泛影葡胺，主要成分是一种合成的蔗糖聚合物称为聚蔗糖，分子质量为40kD，具有高密度、低渗透、无毒性的特点，是一种比较理想的细胞分层液。高浓度的Ficoll溶液黏度高，容易使得细胞聚集，因此实验中通常使用60g/L的低浓度溶液（密度为1.020），添加比重为1.200的泛影葡胺增加密度供使用。分离人外周血淋巴细胞以密度1.077 ± 0.001最佳，因为人的红细胞密度为1.093，粒细胞1.092，单个核细胞介于1.076~1.090之间。而不同动物血中的单个核细胞对分离液的密度要求各不相同，小鼠为1.088，马为1.090，实际实验中应根据实验需求而定。本法分离单个核细胞纯度可达95%，其中淋巴细胞占90%~95%，细胞获得率可达80%以上，其高低与室温相关，超过25℃会影响细胞获得率。

Percoll分层液是一种经聚乙烯吡咯烷酮（PVP）处理的硅胶颗粒，对细胞无毒性。Percoll原液密度约1.135，与等量双离子强度的磷酸缓冲液均匀混合，高速离心后可形成一个从管底到液面密度逐渐递减的连续密度梯度。将制备好的单个核细胞悬液轻轻加在分离液液面上，低速离心后可见4个细胞层，自上而下依次为：死细胞残片和血小板层、单个核细胞层、富含淋巴细胞层、粒细胞和红细胞层。该方法是纯化单核细胞和淋巴细胞的一种较好的方法，但操作流程较长，手续较多。因此，下面将以Ficoll分层液为例详细介绍人外周血淋巴细胞分离的实验操作步骤。

（一）密度梯度离心法制备淋巴细胞

【实验设备】

台式离心机、细胞计数板、显微镜、1ml移液枪、研钵。

【实验耗材】

紫头采血管（EDTA抗凝）、1ml移液器枪头、15ml离心管、5ml离心管（无RNA酶）、1.5ml EP管。

【实验试剂】

Ficoll分层液、Hank's液、PBS溶液、RPMI–1640培养基、台酚蓝染液、双蒸水。

【实验步骤】

（1）采用EDTA抗凝采血管（若无抗凝采血管，可用普通离心管加肝素钠，每毫升血液需加5~10 IU肝素钠）收集外周抗凝静脉血2ml，尽快送至实验室进行后续处理。

（2）待所有试剂恢复至室温后，分别将2管血液转移到15ml离心管后将新鲜的抗凝血2ml与PBS溶液（也可用Hank's液）以1∶1混匀稀释，然后用移液枪将稀释的血液沿管壁缓缓加入已盛有5ml淋巴细胞分离液的15ml离心管中，动作切记轻柔缓慢，加入后要达到血液与Hank's液混合液位于淋巴细胞分离液液面之上的效果（稀释血液在淋巴细胞分离液上方1cm处沿管壁缓缓加入，使稀释血液与分离液形成明显的界面）。

（3）室温，$450 \times g$离心15min。可见离心管中呈现不同颜色且不同组分的4层，自上而下分别为：第一层为血浆层（黄色）、第二层为单个核细胞层（环状、乳白色，包含淋巴细胞和单核细胞）、第三层为分离液层（透明）、第四层为红细胞层（红色）。需要收集的细胞则在第二层。

（4）用移液枪（1ml移液枪调整量程至500μl，枪头置于细胞层上方1~2mm即可开始吸，少量多次边吸边水平移动枪头）小心吸取分离液界面之上的环状乳白色细胞层，置于5ml无RNA酶的离心管中，然后加5ml PBS溶液稀释，$250 \times g$离心15min洗涤细胞，弃除上清，细胞沉淀用5ml PBS溶液再重复洗2次，弃除上清即可得到所需的淋巴细胞。

（5）用1ml PBS溶液重悬细胞，并用细胞计数板计数，然后用PBS溶液将细胞浓度稀释至5×10^6/ml。

【注意事项】

（1）Ficoll分离液应置于12~20℃避光保存，启封后需置于4℃保存；试剂从4℃冰箱取出后，不可立即使用，需静置待溶液温度升至室温时混匀后再使用。

（2）整个分离过程中，温度应控制在18~28℃，以免影响细胞分离效果。

（3）利用Ficoll分离液提取淋巴细胞是经典的分离外周血各细胞成分的方法，虽然操作简单，但是分离效率较低，淋巴细胞纯度仅为（50.5±11.5）%，如需获得更高纯度的淋巴细胞甚至淋巴细胞亚型还需在密度梯度分离法的基础上进一步采用免疫磁珠分选法或流式细胞术分选法，或者先用免疫磁珠分选纯化细胞后再运用流式细胞术进一步精选细胞，其流式细胞术分选操作步骤如下。

（二）流式细胞术分选提纯淋巴细胞

【实验设备】

流式细胞仪、孵育箱。

【实验耗材】

1ml移液枪和枪头、流式管、1.5ml EP管。

【实验试剂】

鼠抗人CD4-APC及同型对照、鼠抗人CD8-FITC及同型对照、PBS溶液、RPMI-1640培养基、0.4%台酚蓝染液、双蒸水。

【实验步骤】

（1）通过Rainbow试剂校正流式细胞仪液流及荧光参数，通过Accordrop试剂调节液滴延迟参数。

（2）取上一步骤获得的单个核细胞悬液100μl分别设置阴性对照管、CD4同型对照管、CD8同型对照管、CD4单染管、CD8单染管，剩余悬液设置为分选管，每100μl细胞悬液中加入20μl相应的荧光标记抗体，混匀后置于25℃孵育箱避光孵育30min。

（3）于4℃、450×g离心10min，弃除上清，再加入1ml PBS溶液重悬，重复洗2次。

（4）用500μl PBS溶液重悬细胞后上机，检测CD4$^+$和CD8$^+$淋巴细胞百分比并进行分选。

（5）将分选后的细胞悬液与0.4%台酚蓝染液以9∶1的体积比混匀，加入计数板后在显微镜下观察，计数并计算存活率。活细胞不着色呈透明状，死细胞染成蓝色。计数200个细胞，计算活细胞率，细胞活性应在95%以上。

【注意事项】

目前常用的T淋巴细胞亚群分离还有免疫磁珠分选法，该方法虽然高效、快速，但只能分离出一种阳性细胞或只能去除一种阳性细胞，故存在一定的局限性。但可以先用免疫磁珠分选纯化细胞后再采用流式细胞术进一步精确分离细胞。

三、单核－巨噬细胞

单核－巨噬细胞是机体重要的免疫细胞，具有免疫调节、抗感染和抗肿瘤等众多重要的生理功能。快速、有效地分离得到高纯度的人外周血单核细胞是研究单核－巨噬细胞生理功能的前提和保障。单核细胞由多能造血干细胞分化而来，在骨髓中发育，进入血液后停留2~3d再迁移至周围组织中。因此，外周血可以成为获取单核细胞的重要来源。正常生理状态下，单核细胞仅占外周血细胞总数的3%~8%，对分离技术要求甚高。如何获得理想的单核细胞是开展实验研究的关键。目前常用的分离单核细胞的方法包括贴壁法、免疫磁珠法和流式细胞术法。研究发现，通过贴壁细胞分离的单核细胞虽然耗时低、成本低，但是细胞的纯度和得率也都比较低。因此贴壁法可应用于实验研究的预实验阶段。当实验对所需的细胞纯度要求高，且需要的细胞量较大时，应选择免疫磁珠法或流式细胞术法。但与免疫磁珠法相比，流式细胞术分离法不仅耗费时间长、细胞得率低，而且实验成本较高，需要流式细胞仪和专业的技术人员进行操作。因此当开展对单核细胞纯度要求高的实验研究时，可选择细胞纯度和得率较高、操作相对简单且耗时和成本均较低的免疫磁珠法来分离，具体实验操作如下。

（一）分离单个核细胞

【实验设备】

台式低温高速离心机。

【实验耗材】

5ml EDTA抗凝采血管、15ml离心管、40μm细胞筛、1ml移液枪和枪头、毛细吸管。

【实验试剂】

人淋巴细胞分离液、RPMI-1640培养基，PBS溶液或Hank's液。

【实验步骤】

（1）采用EDTA抗凝采血管（若无抗凝采血管，可用普通离心管加肝素钠，每毫升血液需加5~10IU肝素钠）收集外周静脉血2ml。

（2）待所有试剂恢复至室温后，取5ml人淋巴细胞分离液加入到15ml离心管中，然后用毛细吸管在距分离液1cm处将血液缓缓加入到分离液表面，动作切记轻柔缓慢，使得血液和分离液形成清晰的分界线。

（3）离心机提前降温至4℃，于$550 \times g$离心20~30min。离心结束后离心管中液体自上而下分成4层，分别为：第一层为黄色血浆层、第二层为环状乳白色的单个核细胞层（包含淋巴细胞和单核细胞）、第三层为透明分离液层、第四层为红细胞层。

（4）用毛细吸管轻轻插入血浆与分离液之间的单个核细胞层，沿离心管壁周缘吸取界面层的细胞，移入另一支离心管中。加3~4倍体积的PBS溶液或Hank's液，混匀。

（5）250×g离心10min，弃除上清后重复洗涤2次。再用RPMI-1640培养基离心洗涤1次，40μm细胞筛过滤，收集滤液。

（6）150×g离心5min后弃除上清，用RPMI-1640重悬，充分吹打成单细胞悬液即可获得外周血单个核细胞（PBMC）。

【注意事项】

若需要从较大量的血液中分离出较多量的单核细胞，可先进行抗凝血的预离心，例如取人新鲜抗凝全血20ml置于50ml离心管中，450×g离心20min，弃除上层血浆，在获得的细胞沉淀中加入Hank's液，混匀制成细胞悬液，后续操作同上。

（二）免疫磁珠法分离单核细胞

【实验设备】

磁力分选器、磁柱、细胞计数板、37℃恒温孵育箱。

【实验耗材】

15ml离心管、1ml移液枪和枪头、移液管。

【实验试剂】

CD14磁珠试剂盒、磁珠分选缓冲液50ml（含有10%牛血清白蛋白2.5ml和2mol/L EDTA 0.5ml）、RPMI-1640培养基。

【实验步骤】

（1）将磁力分选器置于冰盒内操作，保证血液在8~48℃环境中进行分选。

（2）提前配制磁珠分选缓冲液，4℃冰箱预冷：2.5ml PBS溶液配制10%牛血清白蛋白（BSA），后加入2mmol/L EDTA 0.5ml。

（3）磁珠与特异性靶细胞-单核细胞结合：将上一步分离得到的单个核细胞悬液在室温条件下450×g离心10min，去除上清；每1×10^8个单个核细胞中加入200μl偶联CD14抗体的磁珠和800μl缓冲液在15ml离心管中充分混匀；4℃避光环境中孵育15min，中间可以轻微振摇一次；15min后取出离心管，每1×10^8个细胞加入1~2ml预冷缓冲液，150×g离心8min后弃除上清，加入0.5ml缓冲液并吹打成单细胞悬液。

（4）收集磁珠标记的单核细胞：将细胞分离柱置于MACS磁力架上，加入1ml缓冲液平衡细胞分离柱，待无液体滴下后立即将上一步中得到的细胞悬液加入到细胞分离柱中，用0.5ml缓冲液冲洗细胞分离柱3次；待冲洗完毕后加入1ml缓冲液，从磁力架中移出细胞分离柱，用针柱快速推动，冲出在分离柱中与CD14抗体-磁珠相结合的细胞，即为CD4$^+$的单核细胞；$450 \times g$离心10min后去除上清，重悬细胞于细胞培养液中，细胞计数。

四、血小板

血小板提取纯化的方法主要有免疫磁珠吸附法、流式细胞仪分离法、分离胶分离法和富含血小板血浆简易离心分离法。前两种分离过程繁琐，试剂成本和操作技术要求都较高；后两种方法分离纯度低，污染率高。传统的富血小板血浆简易离心分离法虽然用时短、步骤少，纯度较高，但制出的血小板数量少，红细胞和白细胞含量高。

人外周血血小板分离液（有现成的试剂盒可供选择）是Ficoll、羟乙基淀粉550与泛影酸葡甲胺的混合液。高速离心时，抗凝外周血可在分离液中分层，在Ficoll与羟乙基淀粉酶的作用下红细胞与粒细胞迅速聚集并沉降至分离液下层，而血小板因为密度最小位于最上层。该方法大大减少了多次离心对血小板形态的影响，降低了血小板产生聚集式破坏的机率，且操作简单，适用于临床大样本分离血小板的需求，其具体操作步骤如下。

【实验设备】

高速台式离心机、1ml移液枪、研钵。

【实验耗材】

1ml移液枪和枪头、紫头采血管（EDTA抗凝）、15ml离心管、5ml离心管、1.5ml EP管。

【实验试剂】

人外周血血小板分离液、Hank's液、PBS溶液、RPMI-1640培养基、台酚蓝染液、双蒸水。

【实验步骤】

（1）采用EDTA抗凝采血管（若无抗凝采血管，可用普通离心管加肝素钠，每毫升血液需加5~10IU肝素钠）收集外周抗凝静脉血2ml，尽快送至实验室进行后续处理。

（2）在15ml离心管中加入4ml血小板分离液（抗凝血与分离液最佳体积比例为1：2）。

（3）将2ml血液在血小板分离液上方约1cm处沿管壁缓缓加入盛有血小板分离液的15ml离心管中，动作切记轻柔缓慢，使血液与分离液形成明显的界面。

（4）室温，$100 \times g$离心15min。实际离心条件需依据血液样本量稍作调整，总体来说血液样本量越多、离心力越大，离心时间也越长。离心后可见离心管中自上而下分成4层，分别为：第一层为富含血小板血浆层（黄色），第二层为淋巴细胞层（环状、乳白色），第三层为分离液层（透明），第四层为红细胞层（红色）。

（5）用移液枪小心吸取第一层富含血小板血浆层移到另一个15ml离心管中，700×g离心20min后弃除上清。

（6）向含有血小板沉淀的离心管中加入10ml PBS溶液，混匀后450×g离心15min，然后弃除上清，用0.5ml RPMI-1640培养基重悬细胞转移至1.5ml EP管，-80℃冻存适应后置于液氮保存备用。

【注意事项】

（1）实验全程中样本和试剂都需在（20±2）℃的环境中进行，存在于4℃冰箱的试剂在实验前都应先复温至常温后再进行实验。

（2）为获得最佳实验效果，抽取外周血静脉抗凝血后最好在2h内开始血小板分离实验，存放时间越长，血小板分离效果越差。放置6h后甚至分离不到血小板。

（3）本实验不适用高聚合材质（如聚苯乙烯）的塑料制品，应使用无静电、低静电离心管或未经碱处理过的玻璃制品，因为静电作用会促进血小板贴壁，而碱处理会使玻璃表面变成毛面，从而影响分离效果。

（4）抗凝血与分离液最佳体积比例为1:2，此时分离效果最佳。

（5）使用分离液使得血液分层后吸取血小板血浆层时应格外小心，若吸取过多，很容易导致交界处单个核细胞混杂。

第五节　外周血 DNA 的留取方法

核酸是遗传信息的载体，是最重要的生物信息分子，由碱基、戊糖及磷酸组成的生物大分子，分为 DNA 和 RNA 两类。核酸的基本特性包括：①表现为酸性，带负电荷；②是极性化合物，微溶于水，其钠盐易溶于水，而不溶于乙醇、苯酚、三氯甲烷、乙醚等有机溶剂。核酸是高分子化合物，黏度很大；③核酸有强烈的紫外吸收，其最大吸收峰在260nm处，常以 OD_{260nm} 表示。

核酸提取是临床分子诊断最关键的操作，直接关系到实验的成败与否，是临床分子诊断容易发生问题的步骤。

外周血是基因组提取中最常见的样本之一，外周血 DNA 包括外周血细胞 DNA 和血浆或血清中的游离 DNA（cfDNA）。下面将分别介绍这两种 DNA 的提取方法及注意事项。

一、全血中有形成分 DNA

全血中有形成分的 DNA 提取实际是指外周血细胞内的 DNA 提取，即通过红细胞裂解及离心后，将细胞成分与血浆、血清的液体成分及红细胞分离后，进行细胞（主要是白细胞）裂解提取 DNA。生物的大部分或几乎全部的 DNA 都集中在细胞核或核质体中，人与动物的 DNA 主要存在于细胞核中，并与蛋白质结合构成大小不一的染色体。所以 DNA 提取时最重要的工作是使蛋白质与 DNA 分离，并充分去除蛋白质。因为蛋白质是 DNA 最常见的污染源，会影响到后续操作。

提取 DNA 遵循以下原则：①尽量避免使 DNA 断裂和降解的各种因素，保证 DNA 一级结构的完整性；②尽量去除蛋白质、多糖和脂类等分子的污染；③尽量去除对后续分子实验有抑制作用的有机溶剂和重金属离子；④尽量去除 RNA。

DNA 的提取早已经是分子生物学实验技术中最重要、最基本的一项技术，方法有很多，如苯酚/三氯甲烷抽提法、层析法、密度梯度离心法、磁珠提取法，以及基于上述提取方法研制出的试剂盒及全自动核酸与蛋白质提取仪、自动核酸纯化系统提取法等。大多数核酸分离与纯化的方法一般都包括细胞裂解、酶处理、核酸与其他生物大分子物质分离、核酸纯化等几个主要步骤。其中每一个步骤又可由多种不同的方法单独或联合实现。

（一）细胞裂解

使核酸从细胞中释放出来，可以通过机械作用、化学作用和酶作用等方法。在实际工作中，酶作用、机械作用、化学作用经常联合使用。具体选择哪种或哪几种方法可根据细胞类型、待分离的核酸类型及后续实验目的来确定。

1. 机械作用

包括低渗裂解、超声裂解、微波裂解、冻融裂解和颗粒破碎裂解方法。这些方法用机械力使细胞破碎，但会引起核酸链的断裂，因此不适合用于高分子质量长链核酸的分离。如超声裂解法提取的核酸片段长度在 500bp~20kb 之间，而颗粒匀浆法提取的核酸一般小于 10kb。

2. 化学作用

在一定的 pH 环境和变性条件下，使细胞裂解、蛋白质变性沉淀，核酸被释放到水相中。包括加热、加入表面活性剂（SDS、Triton X-100、Tween-20、NP-40

等）、强离子剂（异硫氰酸胍、盐酸胍、肌酸胍）而获得。环境中的pH则由加入的NaOH或TE缓冲液（由Tris和EDTA配制而成）提供。在适当的pH环境下，表面活性剂或强离子剂可使细胞裂解、蛋白质和多糖沉淀，缓冲液中的一些金属离子螯合剂（EDTA）可螯合对核酸酶活性所必需的金属离子（Mg^{2+}、Ca^{2+}），从而抑制核酸酶的活性，保护核酸不被降解。

3. 酶作用

主要是通过加入溶菌酶或蛋白酶（植物蛋白酶、链酶蛋白酶、蛋白酶K）以使细胞破裂，核酸释放。蛋白酶还能降解与核酸结合的蛋白质，促进核酸的分离。

（二）酶处理

在核酸提取过程中，可通过加入适当的酶使不需要的物质降解，以利于核酸的分离与纯化。如在裂解液中加入蛋白酶（蛋白酶K或链酶蛋白酶）可以降解蛋白质，灭活核酸酶（RNase），用于去除不需要的RNA。

（三）核酸的分离与纯化

核酸的高电荷磷酸骨架使其比蛋白质、多糖、脂肪等其他生物大分子更具有亲水性，根据它们理化性质的差异，用选择性沉淀、层析、密度梯度离心等方法将核酸分离、纯化。

层析法：是利用不同物质某些理化性质的差异而建立的分离分析方法。包括吸附层析、亲和层析、离子交换层析等。此方法因分离和纯化同步进行，并且有商品化的试剂盒供应，而被广泛应用于核酸的纯化。在一定的离子环境下，核酸可被选择性地吸附到硅土、硅胶或者玻璃表面而与其他生物分子分离。另外一些选择性吸附方法以经修饰或包被的磁珠作为固相载体，磁珠可以通过磁场分离而无需离心，结合至固相载体的核酸可用低盐缓冲液或水洗脱。该法分离纯化核酸具有质量好、产量高、成本低、快速、简便、节省人力以及易于实现自动化等优点。

苯酚/三氯甲烷抽提：细胞裂解后DNA进入水相，而蛋白质分子会沉降到苯酚/三氯甲烷相，从而达到分离的目的。

本节仅简要介绍目前常用的基于层析原理设计的膜吸附法、磁珠提取法、化学树脂Chelex-100提取法，以及传统的苯酚/三氯甲烷抽提法，其他方法不再赘述。

1. 膜吸附法

常用硅胶膜作为吸附DNA的载体。大部分常规的商品化的DNA提取试剂盒会采用这种方法。提取的DNA纯度高、效果好，还具有方便、快捷、安全等优点。

基本原理是：采用可以特异性结合核酸的离心吸附柱，样品裂解后DNA在高盐条件下与硅胶膜结合，经过数次缓冲液洗涤离心后，吸附子在膜上的DNA已经很纯，再用低盐、高pH缓冲液将DNA从硅胶膜上洗脱下来。各种类型的试剂盒可以适用于不同类型组织标本的DNA提取。因此，购买试剂盒提取DNA是大多数科研、医学工作者的首选。如提取血液中DNA的试剂盒可参考美国赛默飞世尔科技公司（Thermo Fisher Scientific）公司生产的GeneCatcher gDNA Blood Kit（CS21101），以及国产天根生化科技有限公司生产的血液基因组DNA提取试剂盒（DP348）。具体操作方法参见各试剂盒说明书。

2. 磁珠提取法

磁珠的发明构想最初来自于挪威的化学家John Ugelstad，他在1976年以聚苯乙烯为主要材料，制造出均匀磁化的球体粒子。1979年Vogelstein等报道在高浓度碘化钠的存在下，玻璃粉末作为吸附剂用于从琼脂糖凝胶中提取DNA片段，而后基于硅胶和其他具有亲水性表面的载体的固相核酸纯化技术广泛发展起来。由于现代分子生物学和医学对高通量、高灵敏度、自动化操作的需求与日俱增，于是20世纪90年代，采用磁珠法提取DNA技术得到了大力发展。磁珠法纯化DNA主要是利用信息交换吸附材料吸附核酸，从而将核酸和蛋白质等与细胞中其他物质分离。这种方法涉及的纳米级磁珠微珠可分为硅磁和离心磁珠，即在磁珠微珠表面包裹一层硅材料，或者一层可发生离子交换的表面功能基（如DEAE、—COOH）等，最终达到吸附核酸的目的。硅质膜磁珠是一类最早出现基于硅介质与核酸特异结合的原理而发展起来的产品，与DNA提取试剂盒中的离心柱法原理相同，磁珠之所以能够结合核酸也是因为其表面包被了玻璃纤维（硅胶膜）。硅质膜二氧化硅磁珠具有超顺磁性内核和二氧化硅外壳，表面修饰大量的硅羟基。磁珠表面的硅羟基能够与溶液中的核酸通过氢键和静电作用发生特异性结合，在高盐条件下与核酸结合，而在低盐环境下被洗脱，这样就可以直接从复杂的生物体系中迅速分离核酸。时至今日，纳米级别的磁珠发展已经各式各样了，磁珠表面性质各不相同，所对应的纯化原理是不一致的。但基本上固态的球状材料组成并无太大差异，基础结构一般分为3层，最内层的核心是聚苯乙烯，第二层包裹磁性物质——四氧化三铁（Fe_3O_4），最外层表面是官能基团修饰的高分子材料所构成。官能基团行使与核酸结合的工作，因提取、生物素捕获、片段筛选功能的不同，表面官能基团不同。

使用磁珠法纯化核酸的最大优点是自动化。磁珠在磁场条件下可以发生聚集或分散，既可以手工操作，也可以使用自动化工作平台（如KingFisher核酸提取仪）以96孔或384孔板的形式完成（短时间内进行高通量提取）。此类方法提取的试剂盒可参考贝克曼（Beckman Coulter）公司生产的Agencourt AMPure XP核酸纯化试剂盒，或者赛默飞世尔科技公司（Thermo Fisher Scientific）公司生产与KingFisher核酸提取仪配套使用的MagMAX Ultra多样本DNA提取试剂盒，可在40min内处理96个样品。主要操作流程包括：在样品中加入磁珠试剂使磁珠与核酸结合、结合有核酸的磁珠与杂质分离、乙醇洗涤、转移洗脱产物。具体操作方法参见各试剂盒说明书。

3. 化学树脂Chelex-100提取法

Chelex-100是一种由苯乙烯、二乙烯苯共聚体组成的化学树脂。含有成对的亚氨基二乙酸盐离子，整合多价金属离子，尤其是选择性整合二价离子，比普通离子交换剂具有更高的金属离子选择性和较强的结合力。通过离心去除Chelex-100颗粒，使与其结合的DNA分离，可以快速提取DNA，适合检验材料较少时使用，但提取出的DNA纯度稍差，不适于长期保存。主要流程是：Chelex-100溶液与血液样品等混匀后，通过煮沸、离心使样品中大部分蛋白质变性，金属离子被Chelex-100螯合，上清液中即是提纯后的DNA。

【实验设备】

高速离心机、恒温水浴箱、不同规格的移液器、干热器、紫外分光光度计（如Thermo公司的NanoDrop2000超微量分光光度计）（图3-2）。

【实验耗材】

各种规格的离心管、移液吸头。

【实验试剂】

（1）5% Chelex-100（m/V）：称取5g Chelex-100，溶于100ml双蒸水。

（2）10% SDS：称取10g SDS，溶于100ml双蒸水。

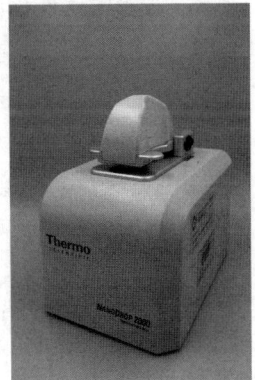

图3-2　紫外分光光度计

（3）1mol/L二硫苏糖醇（DTT）：称取154.3mg DTT溶解于1ml双蒸水。

（4）蛋白酶K存储液（5mg/ml）。

【实验步骤】

（1）取3~10μl全血至0.5ml离心管中，加入500μl双蒸水，剧烈振荡，室温静置15min。

（2）用12000×g离心3min，去上清，收集沉淀（此步骤目的是去除红细胞，需双蒸水反复洗沉淀物，直至无色或血色素很少）。

（3）在白细胞沉淀中加入200μl 5% Chelex-100溶液（使用前要充分振摇，使Chelex-100颗粒悬浮），在振荡器上反复振荡，放入56℃水浴30min以上。

（4）取出后振荡，100℃保温8min，振荡后12000×g离心3min，上清即是提取出的DNA溶液。

（5）用紫外分光光度计分析DNA纯度、测浓度。取DNA溶液用TE液做适量稀释，以TE液作为空白对照，在紫外分光光度计上取OD_{260nm}和OD_{280nm}的光密度值。对于DNA纯度的判定，OD_{260nm}/OD_{280nm}比值介于1.8~2.0之间是比较理想的。如果比值低于1.6，表示受到蛋白质或酚类物质的污染，如果比值大于2.0，说明有残存的RNA污染，此时需要纯化样品。

按照下式计算DNA浓度。

DNA浓度（μg/μl）=$OD_{260nm}\times 50\times$稀释倍数/1000

其中1个OD_{260nm}相当于50μg/ml双链DNA的浓度。

4. 苯酚/三氯甲烷抽提法

苯酚/三氯甲烷抽提法是比较传统的提取DNA的方法。基本原理是苯酚、三氯甲烷将蛋白质变性，而不损伤DNA，同时抑制DNA酶对DNA的降解作用。经苯酚/三氯甲烷抽提后，造成蛋白质与DNA联结键断裂，并且离心后苯酚/三氯甲烷相与水相完全分层，蛋白质分子表面因含有很多极性基团与苯酚相似相溶，会沉降到苯酚/三氯甲烷相，DNA则留在水相中。标本中的脂类杂质也溶解于苯酚/三氯甲烷相，从而与水相分离得以去除。下面将详细介绍苯酚/三氯甲烷抽提全血DNA的方法及其注意事项。

【实验设备】

高速离心机、紫外分光光度计（如Thermo公司的NanoDrop2000超微量分光光度计）、各种规格的移液器、通风柜（可选）。

【实验耗材】

各种规格的离心管、移液吸头。

【实验试剂】

（1）红细胞裂解液：0.155mol/L NH_4Cl，0.01mol/L $NaHCO_3$，用双蒸水溶解，0.45μm滤膜过滤。

（2）DNA提取液（细胞裂解液）：100mmol/L EDTA，200mmol/L NaCl，50mmol/L Tris-HCl（pH 8.0），0.5% SDS。

（3）其他试剂：RNaseA存储液（30mg/ml），蛋白酶K存储液（5mg/ml），饱和酚（pH8.0），三氯甲烷，异戊醇，乙酸钠（3mol/L，pH5.2），无水乙醇，70%乙醇，TE缓冲液。所有试剂均需要在4℃备用。

【实验步骤】

由于在DNA提取过程中，肝素抗凝血的白细胞沉淀团很难充分打散、重悬，会影响后续实验细胞裂解效果，建议选用非肝素的抗凝剂收集血液标本，如EDTA盐抗凝剂收集的血液样本。本实验以300μl抗凝全血为例，简述外周血细胞DNA的提取步骤。

（1）将抗凝全血恢复至室温，颠倒混匀后，吸取300μl全血加到1.5ml离心管中，加入900μl红细胞裂解液（3倍体积），颠倒6~8次，并倒置轻弹管壁，确保充分混匀。

（2）室温放置10~20min，期间颠倒混匀数次帮助裂解红细胞。

（3）将样品放入离心机，12000×g离心30s，倒弃上层红色液体，用移液器尽量吸出多余的上清，但不能吸到管底的细胞团。

（4）离心后在管底可见白色的白细胞团，如果看到红色细胞碎片较多，说明红细胞裂解很不充分，应该再加入红细胞裂解液重悬细胞团后重复步骤（2）、（3），最后得到白细胞沉淀即可进行DNA提取。

（5）加入500μl的DNA提取液（细胞裂解液）悬浮白细胞沉淀，迅速有力地吹打几次完全打散白细胞团。待混合物变黏稠代表基因组DNA的释放，改用大口径枪头（剪去枪头尖）轻柔吹打或者颠倒混匀，以免剪切断基因组DNA。

注：DNA提取液中的SDS是表面活性剂，主要作用是裂解细胞膜、核膜，使核膜里与蛋白质结合的核酸释放到溶液里，还可以去除细胞中的蛋白质及脂类；EDTA是一种螯合剂，用于去除溶液中的金属离子，组织DNA酶切除DNA；Tris盐的作用是使抽提出来的DNA容易进入水相，减少在蛋白质层的滞留。

这个步骤对裂解效果和基因组完整性很关键。吹打力量如果太小，不足以迅速将细胞团打散，以及不能与裂解液充分混匀。此刻，裂解液与细胞团块表面作用后会形成黏稠的屏障，导致裂解液很难渗透入团块内部，会造成裂解不完全；但如果吹打力量过大，会造成基因组断裂。因此，正确做法是迅速有力地吹打几次，当基因组释放出来后（液体变黏稠）立刻停止吹打，或者改用大口径枪头（剪去枪头尖）轻柔吹打。如果还有肉眼可见团块，可在65℃温育30~60min（不要超过1h）至完全裂解。

（6）在裂解物中加入0.5μl RNase A（30mg/ml）至终浓度30μg/ml，颠倒数次混匀，37℃温育15min去除残留RNA，然后冷却至室温。

注：由于RNA酶在环境中广泛存在，导致RNA在后续造作过程中很容易降解，

所以此操作为可选步骤。

（7）在悬浮液中加 10μl 蛋白酶 K（5mg/ml）至终浓度 100μg/ml，轻轻混匀。混合液 55℃水浴 2~3h，期间轻缓地倒转几次，混匀反应液。

注：细胞膜裂解以后，细胞中含有的蛋白质和 DNA 酶等释放到溶液中，而蛋白酶 K 具有水解蛋白质和 DNA 酶的作用，并且在 EDTA 和 SDS 存在的条件下仍保持较高的活性。

（8）酚抽提纯化 DNA：上述反应液冷却至室温后，在裂解液中加入等体积的饱和酚溶液（500μl），温和地上下转动离心管 5~10min，直至水相与酚相混匀成乳液状。12000×g 离心 5min，用大口吸管小心吸取上层黏稠水相，移至另一离心管中。重复酚抽提一次。

注：使用酚的优点：①有效变性蛋白质；②抑制了 DNA 酶对 DNA 的降解作用。缺点：①酚与水相有一定程度的互溶，10%~15% 的水溶解在酚相中，因而损失了这部分水相中的 DNA。三氯甲烷的变性作用不如酚效果好，但三氯甲烷与水不相混溶，不会带走 DNA，并且加速有机相与液相分层。所以在抽提过程中，混合使用酚与三氯甲烷效果最好。②不能完全抑制 RNase 的活性。但少量的 RNA 对 DNA 的后续操作没有大的影响，如有必要可以加入适量的 RNA 酶去除 RNA 造成的污染。

（9）在水相中加等体积的三氯甲烷，振荡充分混匀，12000×g 离心 5min，用大口吸管小心吸取上层黏稠水相，移至另一个新的离心管中。

注：异戊醇可以降低表面张力，从而减少蛋白质变性操作过程中产生的气泡。另外，异戊醇有助于分相，并且维持上层水相（含 DNA）、中间的变性蛋白质相及下层有机溶剂相之间的稳定。

（10）加入 1/10 体积的 3mol/L 乙酸钠（NaAc，pH5.2）（50μl）及两倍体积的预冷的无水乙醇（1ml）到水相中，轻轻颠倒混匀。放入 –20℃沉淀 30min，然后 12000×g 离心 5min。DNA 沉淀用 70% 预冷的乙醇洗涤两次（12000×g 离心 5min），用以分离残留的盐。随后在室温或通风柜中挥发残留的乙醇。

注：乙醇可以任意比和水相混溶，乙醇与核酸不会起任何化学反应，对 DNA 很安全，是理想的沉淀剂。用乙醇沉淀 DNA 时，通常要在溶液中加入单价的阳离子，如 NaCl 或 NaAc，Na$^+$ 中和 DNA 分子上的负电荷，减少 DNA 分子之间的同性电荷相斥力，而易于聚集沉淀。70% 乙醇可以去除可溶性的多糖、金属离子等杂质，以及残留的苯酚/三氯甲烷等。但是挥发乙醇时注意不要完全干燥，否则 DNA 极其难溶；同时也不能残留太多乙醇，否则可能抑制下游反应。

（11）用 50μl TE 缓冲液或双蒸水充分溶解 DNA。

注：如果需要高浓度的DNA，则需要根据情况减少TE缓冲液或双蒸水的体积。

（12）DNA的浓度测定及纯度判定。

（13）DNA溶液可存储在4℃，若需要长时间存储则需要置于-20℃。

【注意事项】

（1）提取DNA最重要的要求是保持核酸的完整性，操作过程中要注意以下两点。

①物理因素：高分子质量的DNA长而弯曲，仅有极微的侧向稳定性，机械张力和高温很容易使DNA分子发生断裂。因此，实际操作过程中尽量轻缓，尽量避免溶液过度吹打转移，以及过高的温度。

②化学因素：在过酸的条件下，由于DNA脱嘌呤而导致DNA的不稳定，容易在碱基脱落的地方发生断裂。因此避免使用过酸的条件。

（2）在转移水相时，此时的水相可能比较黏稠，要非常小心地将水相吸入新离心管并防止搅动和吸入分层界面的杂质蛋白。

（3）在DNA提取过程中，使用离心管及枪头都应该是干净、无菌的，相应试剂配制及保存要规范。

二、血浆、血清DNA

存在于血浆或血清的细胞外DNA被称为外周血中的游离DNA（cfDNA），又称循环DNA或无细胞DNA。cfDNA大多数是双链股DNA分子，分子质量范围很宽，在0.18~21kb之间，其分子质量低于基因组DNA的分子质量。cfDNA最早由Mandel和Metais于1947年发现的，存在于血液，包含双链DNA片段，绝大多数是短链，而且通常浓度很低。由于缺乏高灵敏性和高特异性的实验方法，导致血中cfDNA与疾病相关性的研究在较长时期内的进展缓慢。直到有效分离cfDNA技术的出现，以及特殊荧光染料与PCR技术相结合的检测技术的应用，才使这一领域的研究在最近二十多年得到了较迅速发展。

正常人外周血cfDNA，除了白细胞作为主要来源外，肝脏是另一个重要来源（1.3%左右），有多大比例来自其他组织器官尚不完全清楚。在多种疾病状态下，cfDNA浓度会显著增高，但是否来自于受损组织或者另有其他来源，以及各种疾病中不同cfDNA相应的比例，也是尚未解决的问题。但外周血cfDNA在疾病的早期诊断、预后、监测等方面仍具有非常重要的潜在价值。如正常人外周血cfDNA部分来自肝脏，提示肝脏细胞存在生理性凋亡和自我更新；肝内胆管结石患者与肝癌患者外周血中有大量肝脏cfDNA释放，提示肝脏细胞在这些病理状态下发生显著死亡；急性胰腺炎患者升高的cfDNA主要来自白细胞，可能与免疫系统的急性炎症激活有关；肝硬化患者升高的cfDNA主要来自白细胞，则可能是脾功能亢进破坏血细胞的结果；而在孕妇中，有10%~15%的cfDNA来自于胎盘滋养层。归结起来，目前cfDNA具体医学应用大致包括以下方面：①产前诊断，如高危孕妇中筛查胎儿的遗传缺陷；②免疫性疾病等非肿瘤类疾病的病情分析与疗效观察；③肿瘤相关分析。

在上述三类应用中，血中cfDNA在肿瘤分析中的价值尤为重要，虽然目前血中cfDNA分析尚未列为临床必需的检测指标，但数以千计的研究论文和大量Ⅰ期和Ⅱ期临床试验的数据，有力支持这一新技术在肿瘤防治中的巨大应用价值。在健康人的血浆中，cfDNA来自于凋亡细胞，而不是来自于坏死细胞，但癌症患者血浆中的cfDNA除来自于凋亡细胞外，还来自于肿瘤细胞主动释放出的DNA及肿瘤细胞坏死溶解释放出的DNA。自从发现血中cfDNA可含肿瘤细胞DNA（循环肿瘤DNA，ctDNA）相同基因突变后，这种从常规抽血中分析来自肿瘤的DNA的方法代表了潜在转化性临床应用的一个关键进展。外周血cfDNA分析被认为是"液体活检"，它为活检困难或不安全的肿瘤提供了一种分子谱分析方法，以及一种能够随时间推移连续监测肿瘤DNA的实用方法，并且没有标准肿瘤活检的风险和潜在并发症。此外，与单个肿瘤病变的针吸活检相比，cfDNA分析可以更好地检测患者肿瘤中多个不同克隆群所具有的分子异质性。值得注意的是，cfDNA分析也为无临床明显疾病的患者提供了肿瘤检测或监测的可能性。

如前文所述，由于cfDNA含量低及片段小的特点，提取较为困难，容易发生丢失，检验灵敏度较低，在一定程度上限制了其在临床诊断上的应用。目前cfDNA提取的方法与前面所述常规DNA提取方法一致，包括：传统的苯酚/三氯甲烷抽提、磁珠提取法和硅胶膜吸附柱法（商用试剂盒），在本章节的全血、有形成分DNA的内容中，已经对各种提取方法进行了较为详细的介绍，此处只进行简单的描述。需要注意的是，cfDNA提取后需要通过聚合酶链式反应（PCR）和DNA测序等方法进行后续分析，才能保证检测结果的灵敏性和特异性。

1. 苯酚/三氯甲烷抽提法

【实验设备】

高速离心机、恒温水浴箱、各种规格的移液器、紫外分光光度计（如Thermo公司的NanoDrop2000超微量分光光度计）、漩涡振荡器（图3-3）。

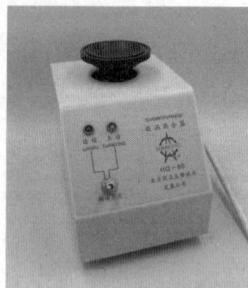

图3-3　漩涡振荡器

【实验耗材】

离心管、移液吸头。

【实验试剂】

同本章节全血、有形成分DNA的苯酚/三氯甲烷抽提法部分。

【实验步骤】

▲血浆的分离

（1）取抗凝全血3ml，$450 \times g$离心10min，将上清移至新的离心管中，再经$12000 \times g$离心5min后，将上清移至新的离心管中，获得血浆。

（2）将血浆分装至不同的离心管或冻存管中，用于后续cfDNA的提取。

▲苯酚/三氯甲烷抽提cfDNA

（1）取血浆350μl，分别加入1% SDS溶液350ml，5mg/ml蛋白酶K溶液5μl，漩涡振荡混匀，58℃水浴75min。

（2）加入酚/三氯甲烷/异戊醇混合液（25∶24∶1）700μl，漩涡振荡混匀，于4℃、$12000 \times g$离心10min，将上清移至新的离心管中。

（3）加入异丙醇800μl，混匀，于4℃、$12000 \times g$离心10min，弃上清。

（4）加入75%乙醇1ml，混匀，于4℃、$12000 \times g$离心10min，弃上清。

（5）待残余液体完全干燥，加入去离子水10μl，65℃溶解10min，即完成cfDNA的提取。

（6）用紫外分光光度计测定cfDNA的浓度及纯度，样品放入–20℃保存。

2. 介孔纳米磁珠提取法

介孔纳米磁珠是一种表面包裹有介孔二氧化硅的磁性复合微粒，其特点为具有较大的比表面积和较强磁分离能力，且制备工艺过程简单，成本相对较低，并且操作简单，耗时短，适合于痕量DNA样品的提取。

【实验设备】

高速离心机、恒温水浴箱、各种规格的移液器、磁力吸附架、紫外分光光度计（如Thermo公司的NanoDrop2000超微量分光光度计）。

【实验耗材】

各种规格的离心管、移液吸头、介孔纳米磁珠。

【实验试剂】

（1）DNA洗涤液：30mmol/L EDTA，200mmol/L NaCl，50mmol/L Tris–HCl（pH 8.0），0.5% SDS。

（2）4.4mol/L NaCl。

【实验步骤】

（1）血浆的分离（同上）。

（2）介孔纳米磁珠提取cfDNA：①取血浆350μl，加入介孔纳米磁珠50μl，4.4mol/L NaCl调节Na^+浓度为0.4mol/L，漩涡振荡混匀，室温吸附10min；②再次漩涡振荡混匀后立即置于磁力吸附架上，静置5s，吸除液体；③加入洗涤液300μl，漩涡振荡混匀后立即放置于磁力吸附架上，静置5s，吸除液体，重复洗涤1次，室温开盖干燥10min；④加入去离子水100μl，漩涡振荡混匀，65℃水浴10min；⑤再次漩涡振荡混匀后，立即放置于磁力吸附架上，静置5s，迅速将上清转移至新的离心管中，即完成cfDNA的提取；⑥用紫外分光光度计测定cfDNA的浓度及纯度，样品放入-20℃保存。

基于磁珠提取法的高通量和简单快速的分离特点，目前利用磁珠分离技术生产的商品化试剂盒品种也越来越多，可参考美国Epigentek公司生产的EpiQuik Circulating Cell-Free DNA Isolation Kit（P-1064），美国Aline Biosciences公司生产的Aline Circulating Cell free DNA Isolation Kit（CFD-6001）。操作步骤简单，样本经蛋白酶消化后，经DNA结合、洗涤、cfDNA片段的选择及洗脱，即可完成对血液中cfDNA的提取。

3. 硅胶膜吸附柱法

目前大多数提取DNA的商品化试剂盒均采用微柱吸附原理，其特点是简便快速，能有效地去除样本中的各种PCR抑制物，获得较纯的DNA。此类商品可参考国产天根生化科技有限公司生产的血清/血浆游离DNA提取试剂盒（离心柱型）（DP339），加拿大Norgen Biotek公司生产的Plasma/Serum Cell-Free Circulating DNA Purification Midi Kit（NGB-55600），德国Qiagen公司生产的QIAamp DNA Blood Mini kit（Cat No. 51104）和QIAamp Circulating Nucleic Acid Kit（Cat No. 55114），具体操作参照各自试剂盒配套的说明书。

第六节　外周血RNA的留取分离方法

RNA是由核糖核苷酸经磷酸二酯键缩合而成的长链状分子。在有细胞结构生物遗传信息传递的过程中，遗传信息从DNA传递给RNA，再从RNA传递给蛋白质，RNA在此过程中起到了承上启下的作用，在遗传信息表达调控过程中发挥重要作用。与DNA相比，RNA分子质量相对较小，种类较多，根据结构和功能的不同，RNA主要分为三类：信使RNA（mRNA）、转运RNA（tRNA）和核糖体RNA（rRNA），此外，还有许多种类和功能不一的小分子RNA，如：小核RNA（snRNA）、核仁小分子RNA（snoRNA）、小胞质RNA（scRNA）、核内不均一RNA（hnRNA）、微小RNA（miRNA）、长链非编码RNA（lncRNA）、环状RNA（circRNA）和小干扰RNA（siRNA），血清和血浆中的循环RNA（circulating RNA）以及一些具有催化作用的RNA，如核酶等，某些病毒以RNA为遗传物质，如人类免疫缺陷病毒（HIV）、流感病毒、丙型肝炎病毒（HCV）以及新型冠状病毒（SARS-CoV-2）等。

随着分子生物学技术的发展及在医学领域中的普及，以RNA为研究对象的分子生物学实验与日俱增。外周血作为常用的理想实验材料，由于取材方便，且不需组织匀浆等客观因素的影响而被广泛应用。外周血RNA包括外周血细胞RNA和血浆或血清中的游离 RNA（cfRNA）或循环RNA。外周血RNA生物标记物变化早于临床症状出现，检测耗时短，具有快速、便捷性。对于RNA病毒，如HCV和SARS-CoV-2等，由于感染后病毒颗粒先于抗原、抗体释放入血，因此抗原、抗体检测的"窗口期"较长，而血液核酸检测除了能明显缩短窗口期外，与血清学方法相比，还有自身优势，例如，①灵敏度高，特异性强。核酸检测灵敏度远高于免疫学方法检测，另外，核酸碱基配对的严谨性决定了核酸检测的特异性，比免疫学检测强；②在某些特殊情况下，核酸检测可能是唯一的方法。如外周血单核细胞中或肝细胞中整合的病毒，病毒的亚型或变异型，抗原基因突变后抗体结合位点变化或不产生抗体，不形成抗原-抗体复合物，使免疫学检测呈现假阴性。

RNA的制备是检测基因表达在转录水平上的调节、cDNA的合成以及高通量测序等研究过程中必不可少的方法之一。随着分子生物学的广泛应用，对核酸提取技术也提出了新的要求，高效、便捷、环保、大通量、自动化成为核酸提取技术发展的主流方向。从第1代化学法，如酚-三氯甲烷法、TRIzol法，到第2代吸附柱法，以及近年发展起来的第3代磁珠法，其提取技术和效率在不断地改进、优化。

RNA提取的基本原则，主要有以下三点：①保证RNA的完整性；②获得高纯度的RNA；③操作简便，稳定性强。

RNA提取的一般原理是通过变性剂破碎细胞或组织，然后经过三氯甲烷等有机溶剂抽提RNA，再经过沉淀、洗涤、晾干和溶解，得到RNA。RNA提取的一般步骤包括：①细胞或组织样品的有效破碎；②核蛋白复合体的有效变性；③对内源性RNA酶的有效抑制；④将RNA从DNA和蛋白质复合物中进行有效地分离；⑤对于多糖含量高的样品还需要将多糖杂质去除。由于RNA酶无处不在，实验过程中要注意抑制外源RNA酶对样品RNA的降解。

下面将分别介绍外周血细胞内的RNA和血浆、血清中的cfRNA常见的提取方法及注意事项。

一、全血中有形成分RNA

全血中有形成分RNA的提取实际是指外周血细胞内的RNA提取，即通过红细胞裂解及离心后，将细胞成分与血浆、血清中的液体成分及红细胞分离后，进行细胞（主要是白细胞）裂解提取RNA。本文仅简单介绍目前常用的TRIzol抽提法，适用于新鲜血液的离心柱试剂盒RNA提取法和磁珠试剂盒RNA提取法，以及适用于冻存血液的PAXgene血液RNA试剂盒提取法，其他方法不再赘述。

（一）TRIzol抽提法

TRIzol是一种新型总RNA抽提试剂，可以直接从细胞或组织中提取总RNA。其含有苯酚、异硫氰酸胍、8-羟基喹啉、β-巯基乙醇等物质，能迅速破碎细胞并抑制细胞释放出的核酸酶。TRIzol使样品匀浆化，细胞裂解，溶解细胞内含物，同时因含有RNase抑制剂可保持RNA的完整性。加入三氯甲烷后离心，样品分成水相、有机相和中间白膜层，RNA存在于水相层中，收集水相层再通过异丙醇沉淀可将RNA还原。

【实验设备】

高速台式低温离心机、4℃低温冰箱、−20℃低温冰箱、−80℃超低温冰箱、超净工作台或生物安全柜、通风橱、漩涡振荡器、恒温金属浴、Nanodrop紫外微量分光光度仪、电子天平、微波炉、凝胶电泳仪、凝胶成像仪。

【实验耗材】

无RNA酶离心管、离心管架、无RNA酶EP管、EP管架、各种规格的移液器和相应无菌无酶移液吸头、锥形瓶、手套、口罩、琼脂糖凝胶模具及梳子、保鲜膜。

【实验试剂】

TRIzol、三氯甲烷、异丙醇、无水乙醇、琼脂糖、凝胶电泳缓冲液、无RNA酶双蒸水、溴化乙锭或GoldView、Loading buffer、RNA Marker、0.1% DEPC水溶液。

【实验步骤】

（1）试剂及器皿材料RNA酶的灭活：所用玻璃器皿经160~180℃高温干烤6h以上，非耐高温器皿经0.1%焦碳酸二乙酯（DEPC）的水溶液浸泡2h，然后用灭菌水淋洗数次，并于100℃干烤15min，RNA电泳槽需用去污剂洗涤，用水冲洗，乙醇干燥，再浸泡于3% H_2O_2溶液10min，然后用0.1% DEPC水彻底冲洗电泳槽，配制的溶液应尽可能用0.1% DEPC水在37℃处理12h以上，然后高压灭菌除去残留的DEPC。对不能高压灭菌的试剂，用经DEPC水配制处理过的无菌双蒸水配制，然后用0.22μm滤膜过滤除菌。

（2）血液处理：取新鲜或冻存的血液，加入三倍体积红细胞裂解液，混匀后室温放置10min，于10000×g、4℃离心1min，弃上清，收集白细胞沉淀，每1ml血液收集的白细胞沉淀中加入1ml TRIzol；或者已经分离完成的血液细胞样本，每（5~10）×10^6个细胞加入1ml TRIzol，反复吹打混匀。

（3）样品在室温放置5min，使核酸蛋白质复合物完全分离。

（4）每使用1ml TRIzol加入0.2ml三氯甲烷，剧烈振荡15s，室温静置5min，使核酸充分裂解。

（5）将裂解液再于12000×g、4℃离心15min，样品分为三层：底层为红色有机相，中间层为白膜层，上层为无色水相，RNA主要存在于上层水相中。

（6）小心移取上清（勿吸入白膜层）至新的无菌无酶EP管中，加入等体积异丙醇（400~500μl），混匀后室温静置10min或于−20℃放置过夜。再于12000×g、4℃离心10min。

（7）弃上清，每管加入1ml 75%乙醇洗沉淀RNA，于6500×g离心5min，弃上清，可选择再洗涤一次，室温超净工作台中风干15~20min，每管加入适量DEPC水并将EP管置于55℃金属浴中促进RNA溶解。

（8）取2μl所提取的RNA溶液，用Nanodrop紫外分光光度仪测量RNA的纯度和浓度。RNA的OD_{260nm}/OD_{280nm}比值在1.8~2.0之间提示纯度较好，OD_{260nm}/OD_{280nm}比值<1.8提示有蛋白质污染，OD_{260nm}/OD_{280nm}比值>2.0提示RNA有降解。

（9）琼脂糖凝胶电泳检测RNA质量及其完整性。纯的无降解的RNA跑完琼脂糖凝胶电泳后有2条明显条带，即28S rRNA和18S rRNA，如果条带很淡、不明显且有拖尾现象，提示RNA有降解。

琼脂糖凝胶电泳步骤如下。

①配制需要量的电泳及制胶用的缓冲液（一般为1×TAE或0.5×TBE）。

②根据制胶体积及凝胶浓度称量琼脂糖粉，加入锥形瓶中。

③在锥形瓶中加入电泳缓冲液（不宜超过锥形瓶容量的50%）。

注：电泳缓冲液和制胶缓冲液必须相同。

④将锥形瓶置于微波炉中加热融化琼脂糖。

注：微波炉加热时间不宜过长，每次溶液起泡沸腾时停止加热。

⑤使溶液冷却至60℃左右，加入溴化乙锭溶液（终浓度0.5μg/ml），并充分混匀。

注：溴化乙锭是一种致癌物质。使用含有溴化乙锭的溶液时，请戴好手套和口罩。可使用替代低毒染料如GoldView等。

⑥将琼脂糖溶液倒入制胶模中，插上梳子。凝胶厚度一般在3~5mm之间。

⑦在室温下静置30~60min使胶凝固，然后放置于电泳槽中，倒入电泳液至淹没凝胶，拔出梳子。

注：凝胶如果不立即使用时，请用保鲜膜将凝胶包好后在4℃条件下保存，一般可保存2~5d。

⑧取出RNA样品5μl，加入1μl的6×Loading buffer，混匀后立即点样至凝胶中。

⑨将5μl RNA Marker点样至凝胶中。

⑩恒定电压100V或120V电泳15~30min，在凝胶成像仪中观察并拍照。

注：不建议电压太高，否则凝胶会发热，高温会降解部分RNA。

【注意事项】

（1）实验过程中杜绝外源酶的污染，严格戴好口罩、手套等保护措施，实验所涉及的离心管、枪头、EP管应进行RNA酶灭活或者直接购买无RNA酶的耗材，实验台面等用RNase清除试剂喷洒处理，实验所涉及的试剂溶液，尤其是水，须确保不含RNase。

（2）由于在RNA提取过程中，肝素抗凝血的白细胞沉淀团很难充分打散、重悬，会影响后续实验细胞裂解效果，建议选用非肝素的抗凝剂收集血液标本，如采用含有EDTA/柠檬酸钠抗凝剂的采血管收集血液。

（3）最好采用新鲜的血液提取RNA，因为血液冷冻后再融解时细胞破裂会释放RNA酶，导致RNA降解。如果需要血液冻存，建议在血液中加入RNA稳定剂。

（4）使用红细胞裂解液时需注意：血液与裂解液需充分混合，然后离心，获得沉淀后再用磷酸盐缓冲液清洗一遍后获得白细胞。

（5）TRIzol、三氯甲烷有毒且易挥发，提取RNA前做好保护措施，最好在通风橱中操作，所有接触TRIzol的耗材，必须收集到专门的密封桶中，有机溶剂倒入专门的废液缸中，一切均按规定处理。

（6）从少量样品中提取RNA时可加入少许糖原以促进RNA沉淀。

（7）TRIzol样品可以在-80℃冰箱中长期保存。RNA沉淀在75%乙醇中并于2~8℃可保存一星期以上或于-80~-20℃可保存一年以上。

【常见问题及分析】

（1）RNA降解：样品取样及保存是否得当，裂解液的质量和用量，外源RNase的污染，组织裂解不充分。

（2）OD_{260nm}/OD_{280nm}比值偏低：吸取水相时吸入了中间层和有机相，导致蛋白质污染或苯酚残留；减少起始样品量，确保裂解完全、彻底；加入三氯甲烷后充分混匀，离心分层的离心力和时间要足够；抽提试剂残留，确保洗涤时彻底悬浮RNA，彻底去掉75%乙醇；检测光密度时，RNA样品没有溶于水，而溶于TE缓冲液，低离子浓度和低pH值条件下的OD_{280nm}值偏高。

（3）RNA总量偏低：和组织/细胞本身的RNA丰度有关，一般代谢旺盛的组织RNA得率会比较高；样品裂解或匀浆处理不彻底；加入糖原可帮助RNA沉淀或者多提几管，最后合并溶解；RNA沉淀未完全溶解。

（二）离心柱试剂盒RNA提取法

过柱吸附法以离心吸附柱分离为原理，柱子上的基质结合RNA的方式取决于缓冲液体系的盐离子浓度和pH值，通常只有RNA能绑定到柱子上，而蛋白质将被洗到下游液相或保留在柱子的顶部，然后用所提供的洗液洗净结合在柱子上的RNA，以消除残留的杂质，最后用洗脱液洗脱总RNA。如从新鲜全血中提取总RNA可参考天根生化科技（北京）有限公司或Axygen公司的试剂盒说明书。

【实验设备】

高速台式低温离心机、4℃低温冰箱、–20℃低温冰箱、–80℃超低温冰箱、漩涡振荡器、恒温金属浴、Nanodrop紫外微量分光光度仪、电子天平、微波炉、凝胶电泳仪、凝胶成像仪。

【实验耗材】

无RNA酶离心管、离心管架、无RNA酶EP管、EP管架、各种规格的移液器和相应无RNA酶移液吸头、无RNA酶吸附柱（含2ml收集管）、无RNA酶过滤柱（含2ml收集管）、锥形瓶、手套、口罩、琼脂糖凝胶模具及梳子、保鲜膜。

【实验试剂】

10×红细胞裂解液、裂解液、去蛋白液、漂洗液、DNA酶Ⅰ（DNaseⅠ，1500U）、DNA消化缓冲液、无RNase的水（DEPC处理）、琼脂糖、凝胶电泳缓冲液、无RNA酶双蒸水、溴化乙锭或GoldView、Loading buffer、RNA Marker。

【实验步骤】

（1）红细胞裂解液的稀释：根据处理血液样品的体积将10×红细胞裂解液稀释成1×红细胞裂解液。

（2）向1倍体积血液样本中加入5倍体积1×红细胞裂解液，轻轻涡旋或颠倒混匀。

（3）在冰上孵育10~20min，期间混匀2次，直至溶液变为半透明状态，证明红细胞被裂解。

（4）于4℃条件下离心，用吸头小心吸弃上清。

（5）向以上沉淀中加入2倍血液样本体积的1×红细胞裂解液，涡旋重悬细胞沉淀。

（6）再于4℃条件下离心，用吸头小心并彻底吸弃上清。

（7）向白细胞沉淀中加入推荐体积的裂解液，涡旋或使用移液器混匀。

（8）将溶液转移至带有收集管的过滤柱中，离心，收集滤液。

（9）向滤液中加入1倍体积70%乙醇，混匀，将溶液和沉淀一起转入带有收集管的吸附柱中，离心，倒掉收集管中的废液，将吸附柱放回收集管中。

（10）选择性进行基因组DNA消化处理，可按试剂盒说明进行操作。

（11）向吸附柱中加入推荐体积的去蛋白液，离心，倒掉收集管中的废液，将吸附柱放回收集管中。

（12）向吸附柱中加入推荐体积的漂洗液（使用之前加入乙醇），室温静置2min，离心，倒掉收集管中的废液，将吸附柱放回收集管中。重复此步骤一次。

（13）再次离心，将吸附柱室温放置数分钟以充分晾干。

（14）将吸附柱转入一个新的无RNase离心管中，向吸附柱中间部位加入无RNase双蒸水，室温放置2min，离心2min，得到RNA溶液。

（15）取2μl所提取的RNA溶液，用Nanodrop紫外分光光度仪测量RNA的纯度和浓度。RNA的OD_{260nm}/OD_{280nm}比值在1.8~2.0为较好结果，OD_{260nm}/OD_{280nm}比值<1.8提示有蛋白质污染，OD_{260nm}/OD_{280nm}比值>2.0说明RNA有降解。

（16）琼脂糖凝胶电泳检测RNA质量和完整性。纯的无降解的RNA跑完琼脂糖胶后有2条明显条带，28S rRNA和18S rRNA，如果条带很淡、不明显且有拖尾现象，提示RNA有降解。

【注意事项】

（1）预防RNase污染，应注意以下几方面。

①经常更换新手套。因为皮肤经常带有细菌，可能导致RNase污染。

②使用无RNase的塑料制品和枪头，避免交叉污染。

③配制溶液应使用无RNA酶双蒸水。

（2）第一次使用试剂盒中试剂时需按标签指示体积在漂洗液和去蛋白液中加

入无水乙醇。

（3）人类的血液或体液可能有潜在的感染性，所以如果对人类的全血进行处理，须注意做好防护措施。

（4）本试剂盒不适用于冻存的全血。

（三）磁珠法血液总RNA试剂盒提取法

磁珠法是依据与硅胶膜离心柱相同的原理，运用纳米技术对超顺磁性纳米颗粒的表面进行改良和表面修饰后，制备成超顺磁性氧化硅纳米磁珠。该磁珠能在微观界面上与核酸分子特异性地识别和高效结合。利用氧化硅纳米微球的超顺磁性，在盐酸胍、异硫氰酸胍等和外加磁场的作用下，把样本中的DNA和RNA分离出来。采用此法的优点主要有：①能够实现自动化、大批量操作，目前已有96孔的核酸自动提取仪，符合生物学高通量的操作要求，使得传染性疾病暴发时能够进行快速及时的应对；②操作简单、用时短，整个提取流程只有四步，裂解－结合－洗涤－洗脱，大多可以在30~40min内完成；③安全无毒，不使用传统方法中的苯、三氯甲烷等有毒试剂，对实验操作人员的伤害减少到最少，符合现代环保理念；④磁珠与核酸的特异性结合使得提取的核酸纯度高、浓度大。可参考天根生化科技（北京）有限公司磁珠法血液总RNA提取试剂盒，具体操作方法可参考说明书。

【实验设备】

高速台式低温离心机、4℃低温冰箱、–20℃低温冰箱、–80℃超低温冰箱、漩涡振荡器、恒温金属浴、Nanodrop紫外微量分光光度仪、电子天平、微波炉、凝胶电泳仪、凝胶成像仪。

【实验耗材】

无RNA酶离心管、离心管架、无RNA酶EP管、EP管架、各种规格的移液器和相应无RNA酶移液吸头、拼插式磁力架、无RNA酶过滤柱（含2ml收集管）、锥形瓶、手套、口罩、琼脂糖凝胶模具及梳子、保鲜膜。

【实验试剂】

10×红细胞裂解液、裂解液、去蛋白液、漂洗液、磁珠悬浮液、DNA消化缓冲液、DNA酶Ⅰ（DNaseⅠ）、无RNase的水（DEPC处理）、琼脂糖、凝胶电泳缓冲液、无RNA酶双蒸水、溴化乙锭或GoldView、Loading buffer、RNA Marker。

【实验步骤】

（1）红细胞和白细胞的裂解方法同上。

（2）向所得溶液中加入1倍体积的异丙醇和推荐体积的磁珠悬浮液，振荡器混匀，使磁珠吸附RNA。

（3）将离心管于磁力架上静置，待磁珠完全吸附后，小心弃去液体。

（4）在离心管中加入去蛋白液（用前加入无水乙醇），振荡混匀。

（5）将离心管于磁力架上静置，待磁珠完全吸附后，小心弃去液体，室温晾干。

（6）选择性进行基因组DNA消化处理。

（7）在离心管中加入推荐体积的去蛋白液（使用前加入无水乙醇），振荡混匀。

（8）将离心管于磁力架上静置，待磁珠完全吸附后，小心弃去液体。

（9）在离心管中加入推荐体积漂洗液（使用前加入无水乙醇），振荡混匀。

（10）将离心管于磁力架上静置，待磁珠完全吸附后，小心弃去液体。

（11）重复一次步骤（9）和（10）。

（12）将离心管置于磁力架上，吸出离心管中所有液体，室温晾干。

（13）将离心管从磁力架上取下，在离心管中加入推荐体系的预热的无RNase双蒸水，洗脱RNA。

（14）取2μl所提取的RNA溶液，用Nanodrop紫外分光光度仪测量RNA的纯度和浓度。RNA的OD_{260nm}/OD_{280nm}比值在1.8~2.0之间为较好结果，OD_{260nm}/OD_{280nm}比值<1.8提示有蛋白质污染，OD_{260nm}/OD_{280nm}比值>2.0说明RNA有降解。

（15）琼脂糖凝胶电泳检测RNA质量和完整性。纯的无降解的RNA跑完琼脂糖凝胶后有2条明显条带，分别为28S rRNA和18S rRNA，如果条带很淡、不明显且有拖尾现象，提示RNA有降解。

【注意事项】

（1）操作前在裂解液中加入β-巯基乙醇至终浓度1%，最好现用现配。

（2）首次使用前加入推荐体积的无水乙醇至去蛋白液与漂洗液中。

（3）本试剂盒仅适用于提取新鲜血液总RNA，不适用于冻存血液。

（四）PAXgene冻存血液RNA试剂盒提取法

Qiagen PAXgene Blood RNA Kit（762164）用于从PAXgene Blood RNA管中采集的2.5ml人类全血中纯化总RNA。PAXgene全血RNA收集管包含专有的试剂成分，可保护RNA分子不被RNA酶降解，并使基因表达的体外变化最小化。研究显示，PAXgene全血RNA收集管可使人类全血和细胞RNA在18~25℃条件下稳定保存3d或于2~8℃稳定保存5d，细胞RNA在-20℃或-70℃条件下至少稳定保存11年。具体操作方法可参见试剂盒说明书。

【实验设备】

高速台式低温离心机（配有旋转转子）、4℃低温冰箱、–20℃低温冰箱、–80℃超低温冰箱、漩涡振荡器、摇床、恒温金属浴、Nanodrop紫外微量分光光度仪、电子天平、微波炉、凝胶电泳仪、凝胶成像仪。

【实验耗材】

PAXgene血液RNA管（目录号762165）、无RNA酶离心管、离心管架、无RNA酶EP管、EP管架、各种规格的移液器和相应无RNA酶移液吸头、PAXgene RNA离心管、2ml收集管、二级BD Hemogard封盖、PAXgene Shredder离心管、锥形瓶、手套、口罩、琼脂糖凝胶模具及梳子、保鲜膜。

【实验试剂】

无水乙醇、重悬缓冲液BR1、结合缓冲液BR2、洗涤缓冲液BR3、洗涤缓冲液BR4、洗脱缓冲液BR5、无RNase的水、蛋白酶K、DNase I、RDD缓冲液（DNA消化缓冲液）、琼脂糖、凝胶电泳缓冲液、无RNA酶双蒸水、溴化乙锭或GoldView、Loading buffer、RNA Marker。

【实验步骤】

（1）根据"PAXgene血液RNA管使用说明"将血液收集在PAXgene血液RNA管中。确保血液收集后，PAXgene血液RNA管在室温下孵育至少2h，以确保红细胞完全溶解，孵育过夜可提高RNA产量。如果在采血后将PAXgene血液RNA管保存在2~8℃、–20℃或–70℃，请先将其平衡至室温，在室温下保存2h，然后再开始操作。

（2）在5000×g条件下离心PAXgene血RNA管10min。

注：离心机转子必须包含用于圆底PAXgene血RNA管的适配器。如果使用其他类型的试管适配器，离心过程中RNA管可能会破裂。

（3）用倾倒或移液管移走上清液。向沉淀物中加入4ml无RNase的水，并使用新的二级BD-Hemogard封盖（随试剂盒提供）封闭试管。

注：如果倒出上清液，注意不要干扰沉淀物，并用干净的纸巾擦干试管的边缘。

（4）涡旋振荡直至沉淀完全溶解，并使用旋转转子以5000×g的速度离心10min，去除并丢弃整个上清液。

注：涡旋后但离心前残留在上清液中的小碎片不会影响操作。但是，上清液的不完全去除会抑制裂解并稀释裂解物，因此会影响RNA结合至PAXgene膜上。

（5）加入350μl缓冲液BR1并涡旋至沉淀明显溶解。

（6）将样品转移到1.5ml EP管中。添加300μl缓冲液BR2和40μl蛋白酶K。涡旋混合5s，使用摇床在（20~200）×g于55℃孵育10min。孵育后，将摇床的温度设置为65℃［为了步骤（20）］。

注：在将缓冲液BR2和蛋白酶K加入样品前，不要将它们混合在一起。

（7）将裂解液直接移入置于2ml收集管中的PAXgene Shredder旋转柱（淡紫色）中，并以最大速度离心3min（但不要超过20000×g）。

注：小心地将裂解物移入离心柱中，并目视检查裂解物是否已完全转移到离心柱中。为防止损坏柱子和试管，请勿超过20000×g。某些样品可能未经离心就流过PAXgene Shredder离心柱，这是由于某些样品的黏度低，属正常现象。

（8）小心地将收集管中的上清液转移到新的1.5ml EP管中，不要吸取收集管中的沉淀。

（9）加入350μl乙醇（96%~100%，分析纯等级）。涡旋混合并短暂离心（1000×g，1~2s），以除去管盖内部的液滴。

注：离心时间不得超过1~2s，因为这可能会导致核酸沉淀和降低总RNA产量。

（10）将700μl样品转移到置于2ml收集管中的PAXgene RNA离心柱（红色）中，并以8000×g~20000×g离心1min。将离心柱放在新的2ml收集管中，并丢弃含有流通液的旧收集管。

（11）将剩余的样品移入PAXgene RNA离心柱，并以8000×g~20000×g的速度离心1min。将离心柱放在新的2ml收集管中，并丢弃含有流通液的旧收集管。

注：小心地将样品吸移到离心柱中，并目视检查样品是否已完全转移到离心柱中。

（12）将350μl缓冲液BR3移入PAXgene RNA离心柱。在8000×g~20000×g条件下离心1min。将离心柱放在新的2ml收集管中，并丢弃含有流通液的旧收集管。

（13）在1.5ml EP管中，将10μl DNase Ⅰ储备溶液添加到70μl Buffer RDD中。轻拂试管进行混合，并短暂离心以收集试管侧面的残留液体。

注：如果要处理10个样品，则将100μl DNase Ⅰ储备溶液添加至700μl Buffer RDD。DNase Ⅰ对物理变性特别敏感。通过轻拂试管进行混合，不要涡旋。

（14）将DNase Ⅰ孵育混合物80μl直接吸到PAXgene RNA离心柱膜上，室温（20~30℃）静置15min。

注：确保将DNase Ⅰ孵育混合物直接放在膜上。如果将部分孵育混合物加到离心柱的壁或O形圈上，则DNA消化将不完全。

（15）用移液管吸取350μl缓冲液BR3到PAXgene RNA离心柱中，并以

$8000 \times g\sim 20000 \times g$ 离心 1min。将离心柱放在新的 2ml 收集管中，并丢弃装有流通液的旧收集管。

（16）用移液管吸取 500μl 缓冲液 BR4 到 PAXgene RNA 离心柱中，并以 $8000 \times g\sim 20000 \times g$ 离心 1min。将离心柱放在新的 2ml 收集管中，并丢弃装有流通液的旧收集管。

注：缓冲液 BR4 是作为浓缩液提供的。使用前，确保将乙醇添加到缓冲液 BR4 中。

（17）向 PAXgene RNA 离心柱中添加另一个 500μl 缓冲液 BR4。以 $8000 \times g\sim 20000 \times g$ 的速度离心 3min。

（18）丢弃装有流通液的收集管，并将 PAXgene RNA 离心柱放在新的 2ml 收集管中。在 $8000 \times g\sim 20000 \times g$ 条件下离心 1min。

（19）丢弃装有流通液的收集管。将 PAXgene RNA 离心柱放在 1.5ml EP 管中，然后将 40μl 缓冲液 BR5 加到 PAXgene RNA 离心柱膜上。以 $8000 \times g\sim 20000 \times g$ 离心 1min 以洗脱 RNA。

注：用缓冲液 BR5 润湿整个膜，以实现最大洗脱效率。

（20）使用 40μl 缓冲液 BR5 和相同的 1.5ml EP 管，按照上述步骤重复洗脱步骤（19）。

（21）将洗脱液在摇床［步骤（5）］中于 65℃ 孵育 5min，不要摇动。孵育后，立即在冰上冷却。

注：在 65℃ 的温育使 RNA 变性，可用于下游应用。请勿超过孵育时间或温度。

（22）取 2μl 所提取的 RNA 溶液，用 Nanodrop 紫外分光光度仪测量 RNA 的纯度和浓度。RNA 的 OD_{260nm}/OD_{280nm} 比值在 1.8~2.0 之间为较好结果，OD_{260nm}/OD_{280nm} 比值 <1.8 提示有蛋白质污染，OD_{260nm}/OD_{280nm} 比值 >2.0 说明 RNA 有降解。

（23）琼脂糖凝胶电泳检测 RNA 质量和完整性。纯的无降解的 RNA 跑完琼脂糖胶后有 2 条明显条带，分别为 28S rRNA 和 18S rRNA，如果条带很淡、不明显且有拖尾现象，提示 RNA 有降解。

【注意事项】

（1）PAXgene 血液 RNA 试剂盒旨在从人全血中纯化细胞内 RNA（$4.8 \times 10^6 \sim 1.1 \times 10^7$ 个白细胞/ml），用于体外诊断，不用于从人全血中纯化基因组 DNA 或病毒核酸。

（2）所使用的离心机转子必须包含适用于圆底 PAXgene 血 RNA 管的适配器。

（3）缓冲液 BR2 和 BR3 含有硫氰酸胍，与漂白剂结合时可形成高反应性化合物。如果实验过程中有缓冲液 BR2 或 BR3 溅出，请用适当的实验室清洁剂和水清洗。如果溅出了含有潜在传染源的液体，请先用实验室清洁剂和水清洗污染处，然后再用体积分数 1% 的次氯酸钠清洁。

（4）缓冲液 BR2 在储存时可能形成沉淀。如有必要，加热至 37℃ 溶解。

（5）缓冲液 BR4 以浓缩液形式提供。初次使用前，请按照瓶上的指示添加 4 倍体积的乙醇（96%~100%，分析纯等级）以获得工作溶液。

二、血浆、血清 RNA

循环 RNA 是指存在于血液（血清或血浆）、滑膜液等体液中的细胞外游离 RNA。20 世纪 70 年代末，人们就发现肿瘤患者血清 DNA 含量增加。20 世纪 80 年代的多个研究发现淋巴细胞或多种肿瘤细胞能够自发分泌含有 RNA 的蛋白质/脂类复合体。1987 年，Wieczorek 等从多种恶性肿瘤患者血清中发现 RNA-脂蛋白复合体。但由于 RNA 分子极不稳定，且血液中含有丰富的核糖核酸酶（RNase），人们很难接受外周血中存在循环 RNA 这一说法。直到 20 世纪末，研究者们相继从恶性黑色素瘤、鼻咽癌、乳腺癌、肺癌、结直肠癌、滤泡性淋巴瘤患者的血清、血浆中发现肿瘤相关 RNA 的存在，如不同肿瘤相关基因编码的 mRNA 和病毒 RNA 等，循环 RNA 这一观点才开始被人们所接受。不同肿瘤相关基因编码的 mRNA 检测是目前循环 RNA 领域研究最多最深入的，如乳腺癌患者 Mammaglobin、CK19 mRNA 的检测，结直肠癌患者 CK19、CK20、CEA mRNA 的检测，肝细胞癌患者 AFP、TGF β1 和 IGF-Ⅱ mRNA 的检测，肺癌患者 hnRNP-B1 及 Her2/neu mRNA 的检测。

miRNA 是外周血中含量最丰富的一类 RNA，Lawire 等于 2008 年在血清中首次发现了 miRNA 的存在，随后 Mitchell 等对血浆样本中总 RNA 进行抽提，并对 19~24 nt 的小 RNA 进行分离、克隆、测序及比对等分析，发现 73% 的序列与已知的 miRNA 序列一致。研究发现不同的疾病状态下，一些 miRNA 的表达水平可出现特征性的升高或下降，呈现不同的 miRNA 表达谱，显示了其作为疾病诊断标志物的潜能。外周血 miRNA 相对稳定，比组织 miRNA 容易获取和检测，是疾病早期发现、早期诊断的新一代生物标志物，也是精准医学研究应用的主要发展方向之一。随着研究的深入，外周血循环 miRNA 与神经系统疾病的关系逐渐被人们发现。一项关于血液 miRNA 的大样本的临床研究发现，miR-130b 和 miR-193a-3p 可以预测精神分裂症的诊断及疗效。miR-155 被发现在急性脑梗死患者外周血表达水平显著高于正常对照组，且随着临床神经功能缺损程度评分增加而升高。外周血 miR-

124的表达水平对急性脑出血患者预后的判断具有重要意义。此外，脑梗死患者外周血中circRNA的表达异于健康者，提示circRNA也可能参与调控脑梗死的发生、发展以及修复等过程。

由于细胞内含有的RNA的丰度远高于血液中游离的RNA，即使极少量细胞的存在也会对血液中游离RNA的分析造成很大影响。故去除细胞和细胞碎片的污染是血清、血浆样品制备过程的关键。对于血清样品，使用普通血清真空采血管即可；对于血浆样品，推荐使用EDTA抗凝管，不推荐使用肝素类抗凝管。下面介绍利用TRIzol LS试剂和硅胶膜吸附柱法提取血浆、血清中RNA的方法。

（一）利用TRIzol LS试剂提取血浆RNA

【实验设备】

高速台式低温离心机、4℃低温冰箱、–20℃低温冰箱、–80℃超低温冰箱、超净工作台或生物安全柜、通风柜、漩涡振荡器、恒温金属浴、Nanodrop紫外微量分光光度仪、电子天平、微波炉、凝胶电泳仪、凝胶成像仪。

【实验耗材】

血浆浓缩器（Eppendorf-Netheler-Hinz，德国汉堡）、无菌无酶离心管、离心管架、无菌无酶EP管、EP管架、各种规格的移液器和相应无菌无酶移液吸头、锥形瓶、琼脂糖、凝胶模具及梳子、手套、口罩、保鲜膜。

【实验试剂】

TRIzol LS、三氯甲烷、异丙醇、无水乙醇、无RNase的水（DEPC处理）、琼脂糖、溴化乙锭溶液或其他核酸染料、核酸上样缓冲液、凝胶电泳缓冲液、RNA Marker。

【实验步骤】

1. 血浆样品的分离、保存

（1）使用EDTA抗凝管采集血液样品。$450 \times g$离心10min，小心转移上层血浆（黄色）至新的离心管中，枪头不要触碰中间层（白细胞和血小板层）。再经$12000 \times g$离心5min后，将上清移至新的离心管中，枪头不要触碰到管底一侧的杂质，获得血浆。

（2）将血浆分装至不同的离心管或冻存管中，用于后续cfRNA的提取。

2. TRIzol LS抽提cfRNA

（1）浓缩血浆样品。将血浆样品置于浓缩器中，于4℃浓缩。每1ml血浆样品浓缩至500μl，然后将浓缩的血浆以1:3的比例与TRIzol LS试剂混合，室温静置

5min。

（2）向每个样品中加入三氯甲烷（每使用1ml TRIzol LS加入0.2ml三氯甲烷），剧烈振荡15s，在4℃孵育10min。

（3）12000×g，4℃离心15min，样品分为三层：底层为红色有机相，中间层为白膜层，上层为无色水相，RNA主要存在于上层水相中。

（4）小心移取上层水相（勿吸入白膜层）至新的无菌无酶EP管中，加入等体积异丙醇，3mmol/L乙酸钠，无RNase糖原，混匀后−20℃温浴16h，沉淀RNA。

（5）12000×g，4℃离心30min。

（6）弃上清，每管加入1ml 75%乙醇洗涤沉淀RNA，再于7000×g离心5min。

（7）弃上清，重复步骤（6）一次（可选）。

（8）室温超净台中风干5~10min，每管加入适量DEPC水并将EP管置于55℃金属浴中以促进RNA溶解。

（9）取2μl所提取的RNA溶液，用Nanodrop紫外分光光度仪测量RNA的纯度和浓度。

（10）用琼脂糖凝胶电泳检测RNA的完整性。

（二）硅胶膜吸附柱法提取血浆、血清中的RNA

可参考QIAamp Circulating Nucleic Acid Kit，这里以从2ml血浆、血清提取RNA为例，介绍血浆、血清中循环RNA的提取方法，具体操作方法可参见试剂盒说明书。

【实验设备】

高速台式离心机、4℃低温冰箱、−20℃低温冰箱、−80℃超低温冰箱、漩涡振荡器、抽真空泵、水浴锅、Nanodrop紫外微量分光光度仪、电子天平、微波炉、凝胶电泳仪、凝胶成像仪。

【实验耗材】

QIAGEN微型离心柱、无RNA酶离心管、离心管架、无RNA酶EP管、EP管架、各种规格的移液器和相应无RNA酶移液吸头、2ml收集管、真空连接器、锥形瓶、手套、口罩、琼脂糖凝胶模具及梳子、保鲜膜。

【实验试剂】

无水乙醇、缓冲液ACL、缓冲液ACB、缓冲液ACW1、缓冲液ACW2、缓冲液AVE、无RNase的水、蛋白酶K、DNase I、RDD缓冲液（DNA消化缓冲液）、Carrier RNA、琼脂糖、凝胶电泳缓冲液、无RNA酶双蒸水、溴化乙锭或

GoldView、Loading buffer、RNA Marker。

【实验步骤】

（1）在无RNase的50ml离心管中加入200μl蛋白酶K。

（2）在上述50ml离心管中加入2ml平衡至室温的血浆或血清。

（3）在上述50ml离心管中加入1.6ml缓冲液ACL，盖上盖子，涡旋振荡30s，确保在管中形成可见的涡流。为确保有效裂解，必须将样品和缓冲液ACL充分混匀。

注：此时请勿中断RNA提取过程，立即进行第（4）步骤以开始裂解温育。

（4）60℃孵育30min。

（5）将离心管放回实验室工作台上，然后旋开瓶盖。

（6）向离心管中的裂解物中加入3.6ml缓冲液ACB，盖上盖子，涡旋振荡15~30s，充分混匀。

（7）将离心管中的裂解物-缓冲液ACB混合物在冰上孵育5min。

（8）将QIAamp微型离心柱插入QIAvac 24 Plus的连接器中。将20ml试管扩展器插入打开的QIAamp微型离心柱中。确保将扩管器牢固地插入QIAamp微型离心柱，以避免样品泄漏。

（9）将步骤（7）中的裂解物-缓冲液ACB混合物小心地加到QIAamp微型离心柱的扩管器中。开启真空泵，当所有的混合物完全从离心柱中抽出后，关闭真空泵并释放压力至0mbar。小心地拆下并丢弃扩管器。

注：较大的样品裂解液体积（3ml样品开始时约为11ml）可能需要长达10min的时间才能通过真空压力通过QIAamp微型离心柱的膜。为了快速方便地释放真空压力，应使用真空调节器（QIAvac连接系统的一部分）。为避免交叉污染，请注意不要将扩管器移动到相邻的QIAamp微型离心柱上。

（10）将600μl缓冲液ACW1加入QIAamp微型离心柱中。保持离心柱的盖子打开，然后打开真空泵。在QIAamp微型离心柱抽出所有缓冲液ACW1之后，关闭真空泵，并将压力释放至0mbar。

（11）将750μl缓冲液ACW2加入QIAamp微型离心柱中。保持离心柱的盖子打开，然后打开真空泵。在QIAamp离心柱中抽出所有ACW2缓冲液后，关闭真空泵并释放压力至0mbar。

（12）将750μl乙醇（96%~100%）加入QIAamp离心柱中。保持离心柱的盖子打开，然后打开真空泵。将所有乙醇抽出离心柱后，关闭真空泵，并将压力释放至0mbar。

（13）关闭QIAamp微型离心柱的盖子。将其从真空管中取出，并丢弃真空连接器。将QIAamp离心柱放入干净的2ml收集管中，并以高速（20000×g）离心3min。

（14）将QIAamp微型离心柱放入新的2ml收集管中。打开盖子，在56℃温育10min以使离心柱的膜完全干燥。

（15）将QIAamp微型离心柱放在干净的1.5ml洗脱管中（随试剂盒提供），并丢弃步骤（14）中的2ml收集管。小心地将20~150μl缓冲液AVE加到QIAamp离心柱膜的中心。盖上盖子，在室温下静置3min。

注：确保洗脱缓冲液AVE平衡至室温再使用。如果以小体积（<50μl）进行洗脱，则必须将洗脱缓冲液加到离心柱膜的中央，以完全洗脱结合的DNA。洗脱体积可以根据下游应用的要求进行灵活调整，回收的洗脱液量最多比加入到QIAamp离心柱上的洗脱液少5μl。

（16）20000×g离心1min以洗脱核酸。

（17）利用DNase Ⅰ消化DNA得到纯净RNA。

①将冻干的DNase Ⅰ（1500 Kunitz单位）溶于550μl无RNase的水中，为避免DNase Ⅰ丢失，请勿打开样品瓶盖。使用不含RNase的针头和注射器将无RNase的水注入样品瓶。翻转样品瓶轻轻混合。由于DNase Ⅰ容易物理变性，不要振荡涡旋。

②在微量离心管中混合以下物质：87.5μl含有基因组DNA的RNA溶液，10μl缓冲液RDD，2.5μl DNase Ⅰ储备液。加入无RNase的水直至体积达到100μl。如果需要，可以将反应体积加倍至最终体积200μl。

③室温孵育10min。

（18）如果需要，可以再利用RNeasy MinElute Cleanup Kit进一步纯化RNA。

（19）取2μl所提取的RNA溶液，用Nanodrop紫外分光光度仪测量RNA的纯度和浓度。

（20）用琼脂糖凝胶电泳检测RNA的完整性。

【注意事项】

（1）QIAamp微型离心柱应保存在2~8℃的温度下，如果标签上没有特别说明，则应在出厂后至少可以稳定保存一年。在室温（15~25℃）下短期存储（最多4周）不会影响其性能。如果在标签上没有特别说明，所有缓冲液在室温下最多可保存一年。

（2）Carrier RNA冻干粉可以在室温下保存，Carrier RNA只能溶解在缓冲液AVE中。溶解的Carrier RNA应立即添加到缓冲液ACL中，现用现配，2~8℃可稳定保存48h。溶解在缓冲液AVE中的未使用的Carrier RNA可分装保存于−30~15℃。Carrier RNA有两个用途：①它增强了核酸与QIAamp微型离心柱膜的结合，特别是在样品中靶分子很少的情况下；②RNase分子可能会因缓冲液ACL中的盐和去垢剂而变性，添加Carrier RNA会减少RNA降解的机会。

（3）使用前，将200ml异丙醇（100%）加入到300ml ACB缓冲浓缩液中，以获得500ml缓冲液ACB。加入异丙醇后充分混合。

（4）使用前，将25ml乙醇（96%~100%）加入到19ml ACW1缓冲液浓缩液中，以获得44ml缓冲液ACW1。加入乙醇后充分混合。

（5）使用前，将30ml乙醇（96%~100%）加入到13ml ACW2缓冲液浓缩液中，以获得43ml缓冲液ACW2。加入乙醇后充分混合。

（6）本实验操作的所有离心步骤均在室温下进行。

第七节 外周血在神经系统疾病临床研究中的应用实例

一、血浆和血清应用实例

糖尿病酮症酸中毒是儿童1型糖尿病的常见并发症，脑损伤是糖尿病酮症酸中毒最常见的严重并发症。糖尿病酮症酸中毒脑损伤的特点是血管源性水肿，可能有神经毒性蛋白进入中枢神经系统。糖尿病酮症酸中毒脑损伤的范围及严重程度不一，脑损伤可以表现为记忆功能永久性缺陷。由于糖尿病酮症酸中毒具有严重的全身炎症特征，有人推测促炎症介质可能通过破坏血−脑屏障（BBB）在脑损伤和血管源性水肿中发挥作用。那么，如何确定此推测，以预防儿童糖尿病酮症酸中毒的脑损伤。

人们发现基质金属蛋白酶（MMPs）参与了以炎症、氧化应激和脑损伤为特征的病理生理过程。糖尿病动物模型提示MMPs活性增加可能是BBB通透性增加的一个介质。MMPs是一种内肽酶，能破坏紧密连接蛋白和内皮基底膜中的肽键。特别是MMP−2、MMP−3和MMP−9已经被证明能有效降解BBB的紧密连接蛋白。紧密连接复合物跨越细胞间隙并与细胞外骨架相连，以保持内皮屏障的结构完整性。紧密连接蛋白的降解增加了BBB的通透性，使体液和血液中的促炎症或神经毒性蛋白进入中枢神经系统。在炎症性疾病和缺血性事件后，循环血中MMPs水平升高。MMPs的表达模式因疾病过程的不同而不同。例如，在脂多糖注射引起神经炎症损伤的动物模型中，MMP-3和MMP-9的表达显著增加。相反，在由缺血引起的神经炎症的动物模型中，MMP-2的活性在很早阶段就增加了，似乎是BBB早期破坏的原因。因此，检测循环血中MMPs水平可以深入了解导致脑损伤的潜在病理生理过程。在五所三级保健儿科医院进行的前瞻性研究中，检测了糖尿病酮症酸中毒患儿在发病后24h内两次不同时间的循环MMPs水平，并与未患糖尿病酮症酸中毒的1型糖尿病患儿进行了比较，得出结论：与无糖尿病酮症酸中毒儿童相比，糖尿病酮症酸中毒儿童的循环MMP-2水平较低，MMP-9水平较高。MMPs表达的改变可以反映糖尿病酮症酸中毒时BBB的功能障碍。这为临床糖尿病酮症酸中毒脑损伤患儿的早期诊断和防治提供了新的策略。

二、外周细胞检测应用实例

急性缺血性脑卒中患者占脑卒中患者人数约80%。由于血-脑屏障的存在，对于外周血与脑卒中的研究并不深入，但近年来关于外周血中白细胞和脑卒中之间的研究比较多，有研究对3891例中国高血压急性缺血性脑卒中患者进行分析，发现在调整了主要的危险因素后，入院时白细胞升高与急性缺血性脑卒中的原发和继发预后不良相关，与其他炎症因素无关。此临床研究提示，在中枢神经系统疾病的研究中注意收集外周血样本。

三、外周血核酸检测应用实例

癌症和中风都是影响人类健康的常见病，也是引起老年人最常见的两种死亡原因。在癌症诊断前和诊断后的几个月内，缺血性中风的风险也增加。因此，需要生物学标志物来鉴别隐匿性癌症导致的中风患者和无中风但有血栓栓塞危险的癌症患者。在癌症相关的卒中领域，关于生物学标志物的信息相对较少。国际卒中的顶级杂志上的一项前瞻性队列研究结果表明，血浆DNA水平升高与癌症相关性卒中相关，此队列研究患者138例，需要大队列并进一步长期随访研究。

十多年前，人们认识到RNAs存在于胞外囊泡内，可以在胞间穿梭。这些胞外核糖核酸（ex-RNAs）通常携带在囊泡内，发现循环核糖核酸的表达与不同的疾病亚型和疾病进展相关。这些ex-RNAs可以被细胞吸收，在功能上调节细胞的生物过程并影响组织微环境。循环中miRNAs的表达与神经发生性疾病以及脑肿瘤在内的一系列中枢神经系统疾病有关，因此，对于中枢神经系统这种很难获得疾病区域内组织的疾病是很有吸引力的生物学标志物。由于囊泡内的固有结构，循环miRNAs的丰富性和稳定性使得它们更适合作为生物学标志物。细胞外RNA表达水平变化迅速，具有足够的识别能力，可以在短时间内作为敏感的生物学标志物。已有许多研究使用微阵列、qRT-PCR、测序等技术来检测血液样本中与脑出血或缺血性卒中相关的差异表达miRNA。Leung等的研究表明miR-124-3p在出血性卒中患者血液中高于缺血性卒中患者。

有学者收集了脑实质出血、蛛网膜下腔出血和缺血性卒中患者的血液。从血浆中分离细胞外囊泡，提取RNA测序，并进行生物信息学分析，以确定不同中风亚型的miRNA生物学标志物。发现67个miRNAs在脑卒中各亚型间差异显著。该研究得出了如下结论：血中外泌体miRNAs具有预测价值，并且可以用来区分主要的中风亚型。这种生物学标志物有朝一日可能有助于中风亚型分类，从而使患者接受更精准的治疗手段。

（王荣亮　杨振宏　罗玉敏　韩子萍　陶真　范俊芬）

第四章

细胞外液样本的留取方法及应用

第一节　细胞外液样本在临床试验中的重要性

细胞外液是人体内存在于细胞外的体液，主要包括组织液（全称为组织间隙液）、血浆、淋巴液、脑脊液等，占液体总量的三分之一。人体内的细胞外液构成了体内细胞生活的液体环境，即人体内环境。体液标志物主要有三大来源：血液、尿液和脑脊液。其中血液已经在第二章进行了具体阐述，本章节将重点阐明脑脊液和尿液在神经系统疾病临床试验中的重要作用及成分选择性分离的实验方法。

1. 脑脊液在中枢神经系统疾病研究中的临床意义

中枢神经系统维持正常的生理功能需要一系列复杂的细胞间交流来完成，其中包括缝隙连接、突触活动以及神经递质、生长因子等生物活性因子的释放，而这些都需要细胞外液作为载体或媒介去完成。细胞浸润在组织液中，水和一切能够透过细胞膜的物质均可在两者间进行交换；组织液透过毛细血管壁与血浆交换成分，而组织液渗入毛细血管即形成淋巴，淋巴经过淋巴循环最后由淋巴导管注入左右静脉角，由此，所有细胞外液形成了人体细胞生存所需的一个动态相连却又有界限的液体内环境。脑脊液在侧脑室和第三、第四脑室的脉络丛生成，大部分是血浆的超滤液，由血液－脑脊液屏障和脑脊液－脑屏障分别形成脑脊液与血浆和脑组织间的机械性与渗透性屏障完成物质交换和沟通，最后主要由蛛网膜颗粒吸收。脑脊液的分泌和吸收处于相对的平衡状态，正常成年人约有130ml，人体平均动脉压和颅内压差是调节该平衡的关键。脑脊液循环不仅可以供应脑细胞营养，还会运走脑组织代谢产物以维持脑细胞内环境的稳态，缓冲中枢压力，对中枢神经系统起到保护和支持的作用。

脑脊液由于直接接触并支持神经系统，是寻找神经系统疾病生物学标志物的重要来源，可以为神经系统病变提供第一手资料。正常脑脊液无色透明，而神经系统病变后，脑组织与血浆和脑脊液之间的血液-脑脊液屏障和脑脊液-脑屏障被破坏，与病变相关的大量的细胞因子、蛋白质、DNA、RNA以及代谢产物释放进入脑脊液、血液，后随着循环代谢进入尿液中，成为具有潜力的生物学标志物。比如脑缺血等急性脑损伤后神经细胞释放的tau蛋白、神经颗粒素（Ng）等蛋白质由细胞外间隙进入脑脊液，使得脑脊液中tau、Ng蛋白水平升高，进一步分析临床神经功能与康复情况后发现脑脊液tau蛋白能反映脑损伤程度及患者的预后情况，而脑脊液Ng水平还能反映血肿的部位。淀粉样β蛋白Aβ42已成为临床中阿尔茨海默病（Alzheimer's disease，AD）诊断的生物学标志物，而且脑脊液中Aβ42蛋白水平更稳定，其检测对于预测AD的发生和发展可能比外周血临床应用价值更高。因此，研究诸如脑损伤等神经系统疾病后血液、脑脊液、尿液等体液中生物学标志物，不仅有助于进一步阐明神经系统病变的病理生理机制、病变进程，还可以对治疗干预的药理学应答进行客观测量和评估，以指导临床诊治和康复过程。

2. 尿液在神经系统疾病研究中的临床意义

相对于外周生物学标志物，脑脊液虽然更能直接反映颅内与神经系统病变相关的生化改变，但属于有创检查且取材不便，从抽取到检测各个环节都可能对最终的结果产生影响，因此需要寻找其他体液来替代。而尿液检查作为一种简单、快捷、无创的方式，研究神经系统疾病尿液中生物学标志物有广阔的市场和发展前景。近年来，有研究表明，AD患者坏死的神经元细胞释放AD相关神经丝蛋白（AD7c-NTP）随循环进入尿液，检测发现AD患者尿液中AD7c-NTP浓度明显高于正常对照组及轻度认知障碍患者，且同样与患者痴呆程度成正相关。由于尿液标本取材方便、无创且经济，故对尿液中AD7c-NTP的检测有助于AD早期诊断及与轻度认知障碍的鉴别诊断。近年来，研究者们还从尿液中提取、分离并培养获得了尿源性干细胞（USC），龚飞翔团队将USC移植入损伤脑组织后成功见证了其在脑内存活、迁移并分化成神经干细胞、成熟的神经元及神经胶质细胞的过程。但在实际操作中，对尿液量的要求较高，而且检测结果还会受到患者饮水量等多种因素的干扰，需要结合其他临床指标和辅助检查综合判断。

随着实验技术的不断发展和完善，神经系统疾病患者的体液中不断有新的生物学标志物被发现，而每一种标志物都有其自身的优势和局限性，并且大多数证据源自动物模型，属于研究型生物学标志物范畴，虽然它们提供了激动人心的生物学标志物的来源，但是这些后选标志物需要广泛的临床验证，其有效性和可重复性需要大量的临床试验来验证，从而获取更可靠的结果。目前，临床上主要通过患者病史、临床症状及查体、辅助检查如影像、神经超声及电生理等多方面检查进行综合评估，单独使用一个生物学标志物进行疾病诊断及预后评估还为时过早，往往需要多指标联合检测。因此，在临床实际操作中，熟知各种标志物的检测手段，了解其优缺点，充分考虑各种影响因素给临床检测带来的干扰并有效避免或降低到最小程度，将尽可能地实现辅助早期诊断、精准诊疗并及时有效干预的目的。

第二节　脑脊液

脑脊液（CSF）是存在于各脑室、蛛网膜下腔和脊髓中央管内的一种无色透明的液体，属于细胞外液。脑脊液是由侧脑室、第三脑室及第四脑室中的脉络丛产生，主要是由侧脑室中的脉络丛产生，与血浆和淋巴液的性质相似，略带黏性。正常成年人CSF总量为110~200ml，其生成速度为0.3~0.5ml/min，每日生成400~500ml。亦即人体的CSF每天可更新3~4次。其比重为1.005，呈弱碱性，不含红细胞，但每立方毫米之中约含5个淋巴细胞。

正常人脑脊液离子种类复杂，具有相对恒定的理化性质与功能。正常人脑脊液具有的生理功能包括：对中枢神经系统起物理性支持与保护作用，能缓冲脑和脊髓内压力；为神经系统运输神经介质、营养物质，排出代谢产物，同时消除炎性渗出物、毒素等，与身体其他部位淋巴液所起的作用相似，维持神经系统内环境稳定；脑脊液对颅内压起一个保护性调节作用。此外，在血液与脑脊液之间，在脑脊液与脑之间存在着机械性与渗透性屏障，分别称为血液–脑脊液屏障和脑脊液–脑屏障，可以保持脑组织内环境的基本稳定，维持中枢神经系统的正常生理状态。正常脑脊液具有一定的化学成分和压力，对维持颅压的相对稳定有重要作用。患中枢神经系统疾病时，常常要做腰椎穿刺抽取脑脊液检查，以协助诊断。脑脊液的性状和压力受多种因素的影响，若中枢神经系统发生病变，神经细胞的代谢紊乱，将使脑脊液的性状和成分发生改变；若脑脊液的循环路径受阻，颅内压力将增高。因此，当中枢神经系统受损时，脑脊液的检测将成为重要的辅助诊断手段之一。对于涉及脑、脊髓和脑膜的炎性疾病（感染性和非感染性）等情况而言，具有很高的价值。

脑脊液实验室检查用于各种神经系统疾病的诊断已有一百多年历史，随着生物化学、免疫学检验技术尤其是分子生物学技术的发展，脑脊液检测开拓了许多新的研究领域。分析脑脊液不同的检测指标，对于中枢神经系统疾病的诊断、病情评估极具价值。

（1）蛋白质分析　如脑脊液中的Tau水平的升高可能提示老年性痴呆的发生；

髓鞘碱性蛋白（MBP）是髓鞘脱失的诊断指标；免疫球蛋白M（IgM）则对脑膜炎的诊断与鉴别有重要意义。

（2）酶学检查　如脑脊液中的磷酸肌酸激酶（CPK）、乳酸（LA）、天门冬氨酸氨基转移酶（AST）、丙氨酸氨基转移酶（ALT）等指标可反映脑实质损伤，并可依据其动态变化判断病情进展和持久性损害。

（3）细胞因子　如脑脊液中的粒细胞集落刺激因子（G-CSF）、白细胞介素-8（IL-8）、可溶性白细胞介素-2受体（sIL-2R）的水平可作为化脓性脑膜炎与病毒性脑炎的鉴别诊断指标。

（4）其他　如脑脊液中的D-dimer是体内存在继发性纤溶的分子标志物之一，D-dimer的测定可提供诊断慢性粒细胞白血病转为急性淋巴细胞白血病合并中枢神经系统白血病（CNSL）疾病的依据；脑脊液纤溶指标——血浆型纤溶酶原激活物（t-PA）及其抑制物（PAI-1）对急性缺血性脑卒中患者的监测有重要意义；脑脊液中N-乙酰神经氨酸（SA）水平则反映缺血性脑卒中患者的预后。

值得注意的是，脑脊液成分的改变在不同的病理过程中可能是相似的，会对检查结果的解释造成一定困难，所以通常把一组脑脊液变量作为常规检测指标（即总蛋白、白蛋白、免疫球蛋白、葡萄糖、乳酸盐和细胞形态学变化以及对感染性病原体的特异性抗原和抗体检测），可以提高诊断的敏感性和特异性。相信随着对疾病研究和认识的深入，将会有更多的脑脊液检测指标运用于临床，为神经系统疾病的诊断、治疗提供更为可靠的实验室诊断依据。

一、脑脊液 DNA

病原体进入中枢神经系统可引发脑炎、脑膜炎，严重威胁患者的生命，常见的病毒有肠道病毒、疱疹病毒、腺病毒等，常见的细菌包括脑膜炎球菌、流感杆菌、肺炎球菌等。针对病因的治疗需要明确鉴定病原体，目前主要依赖常规生化、染色镜检、病毒或细菌培养、血清学检测或者脑组织活检来判断病原。然而，这些方法存在有的灵敏度、特异性有限，有的易受抗菌药物的影响，还有的检测周期较长、阳性率低等缺点。这些都是导致中枢神经系统感染患者死亡率高、致残率高的原因。近年来，突飞猛进的分子检测技术越来越多地应用到了病原体检测领域，它是指利用标本中的核酸作为检测对象，对病原体进行检测的方法。脑脊液病原体的核酸检测在1990年就受到关注，研究者用分子杂交法特异性地检测到CSF中的肠道病毒。随后通过PCR检测了CSF中的单纯疱疹病毒、水痘带状疱疹病毒等。目前，脑脊液核酸检测的地位日益重要，PCR检测病毒性脑炎和细菌性脑膜炎已经取代了微生物培养成为诊断的金标准。

脑脊液核酸检测的研究领域主要包括：CSF病原体检测（细菌、病毒、梅毒螺旋体及真菌等）、原发性脑肿瘤和脑转移瘤的相关基因检测，此外还包括多发性硬化、阿尔茨海默病、帕金森病、中枢神经系统白血病等；检测的目标为CSF中的人体细胞核DNA、线粒体DNA、ctDNA、细胞RNA以及病原体DNA或RNA等；检测方法包括PCR及其衍生方法、测序法、Southern Blot分析、Northern Blot以及流式细胞仪细胞周期分析等。本文以最常见的脑脊液病原体核酸检测及脑脊液中脑肿瘤相关DNA检测展开介绍。

1. 脑脊液病原体的核酸检测

对于脑脊液中病原体的检测，与传统的微生物培养和相关抗体检测相比，CSF核酸检测具有很大优势：①直接鉴定中枢神经系统感染的病原体，特别是对病毒的鉴定已经可以作为金标准使用；②所需样本量少，效率高。传统CSF微生物培养需要样本1~3ml，而常规CSF检测还包括常规生化以及针对病原体的抗原抗体检测。一般经腰椎穿刺取得的样本量难以满足所有检测需要，特别是对于年龄幼小的患者。而CSF核酸检测可以使用500μl未经离心的CSF同时进行多种病原体检测，并可同时获取药物敏感信息；③检测更敏感、结果回报快、特异性好。核酸检测以PCR为主要检测技术，无需增菌，通过对目标序列进行特异性扩增，极大地放大待测目标，每轮反应仅需要数小时，因此可以早期对患者进行诊断。而微生物培养一般需2~3d，且阳性率低。抗体的产生一般需要数周，且高浓度的抗体可在体内持续存在，不利于对现症感染的诊断。PCR的放大作用可在一定程度上减少由于使用抗生素造成细菌培养阳性率低的影响。④核酸检测结果直接明确病原体的有无，定量检测反映病原体的复制状态，评估病原体的活动情况。

脑脊液中病原体的检测已有很多商业化的试剂盒，下面以QIAGEN公司生产的试剂盒提取脑脊液中细菌病原体DNA为例，进行简单介绍。

【实验设备】

恒温金属浴、高速离心机、紫外分光光度计。

【实验耗材】

QIAGEN公司生产的DNA提取试剂盒（Cat No. 51104）、各种规格的离心管、各种规格的移液器、移液吸头。

【实验试剂】

（1）溶菌酶：使用TE缓冲液（10mmol/L Tris-HCl，1mmol/L EDTA，pH 8.0）溶解溶菌酶粉末至终质量浓度40mg/ml。

（2）变溶菌素：使用双蒸水溶解变溶菌素至终浓度 2500U/ml。

【实验步骤】

利用 QIAGEN 公司生产的 QIAamp DNA Blood Mini kit 提取脑脊液细菌 DNA，大致流程如下，详细步骤见产品说明书。

（1）取 200μl 脑脊液，加入 100μl 溶菌酶和变溶菌素混合液（溶菌酶终浓度为 40mg/ml，变溶菌素终浓度为 75U/ml）。

（2）将上述样品充分混合后，放置于 37℃恒温金属浴 1h。

（3）加入 20μl 蛋白酶 K（20mg/ml）及 200ml AL 缓冲液，涡旋振荡混匀，置 56℃恒温金属浴 30min。

（4）加入 260μl 无水乙醇，旋涡振荡 15s，混匀液体。

（5）将样品管进行瞬时离心（低速 $1000 \times g$）约 5s，取试剂盒中 2.0ml 的离心柱管，标记好样品编号。

（6）将加入无水乙醇的 780μl 液体全部移入至 2.0ml 离心柱管中。

（7）将离心管放入离心机中，$7000 \times g$ 离心 1min。

（8）取出离心柱，放置于收集管中，加入 500μl AW1，于 $7000 \times g$ 离心 1min，弃掉收集管及里面的液体。

（9）取出离心柱，放置于新收集管中，加入 500μl AW2，$18000 \times g$ 离心 3min，弃掉收集管及里面的液体。

（10）取出离心柱，放置于新收集管中，空柱 $18000 \times g$ 离心 1min，弃掉收集管及里面残留的液体。

（11）取出离心柱，放置于标记好的 1.5ml 离心管中，在离心柱中加入 100μl AE 缓冲液，室温放置 5min，于 $7000 \times g$ 离心 1min，收集 AE 洗脱液。

（12）取出并丢弃离心柱，1.5ml 离心管中即为提取完成的 DNA，以此 DNA 为模板，可进行后续的 PCR 检测。

2. 脑脊液中循环肿瘤 DNA（ctDNA）的检测

由于缺乏中枢神经系统恶性肿瘤临床生物学标志物，对患者的常规监控方式是通过计算机断层扫描射线照射（CT）或者核磁共振成像检测（MRI）。然而，影像学在疾病的进展过程中对组织改变的检测通常是非特异性、滞后的（明显肿瘤团块形成时才有效），已无法满足现代精准医疗的要求。例如 MRI 无法区分肿瘤消退、进展、复发或者是治疗后反应，会导致许多患者进行不必要的射线和手术。虽然脑脊液和玻璃体液的细胞学或流式细胞术可用于中枢神经系统淋巴瘤的诊断，然而只有当淋巴瘤侵犯软脑膜或眼部时才能发现淋巴细胞群，并且诊断灵敏度低。

近年来，从肿瘤细胞释放的ctDNA被证实可作为肿瘤特异性的生物学标志物，ctDNA可以在多数的恶性肿瘤患者的血浆中检测到。然而，在脑肿瘤中，包括高级别胶质瘤和髓母细胞瘤，可能由于血-脑屏障的存在，很难通过血浆检测到脑肿瘤的ctDNA。基于脑脊液与肿瘤组织、细胞有大范围的直接接触，脑脊液显然可作为中枢神经系统中液体活检样本的潜在来源，从而对脑部肿瘤的原发灶及转移灶进行基因组水平的分析。

脑脊液中的ctDNA作为潜在的脑肿瘤标志物的优点如下：①CSF ctDNA样本易于获取，对患者创伤小，可显示脑肿瘤的基因变异，且优于传统的组织病理学检查和血浆ctDNA检测。例如，由于BBB的作用，胶质瘤相比于直肠癌、乳腺癌等颅外肿瘤，ctDNA在血液或体液的可检测性低。即使肿瘤的侵袭性生长会破坏BBB，ctDNA仍不能非常有效地进入外周循环。对于原发性中枢神经系统肿瘤、脑转移瘤患者的检测显示，与血浆ctDNA相比，CSF ctDNA含量更为丰富，能更为全面深入地表现脑肿瘤基因组的变化；②CSF ctDNA对病程的监测优于传统的影像学监测。只需5×10^7个恶性肿瘤细胞产生的游离DNA即可满足ctDNA的最低可检测要求，而等量的肿瘤细胞在影像学上是无法被发现的。研究显示，游离于细胞外的CSF ctDNA可以用于显示肿瘤的特点或纵向监测脑肿瘤负荷（TMB）的变化：CSF ctDNA变异水平的变化随着脑肿瘤负荷的变化而呈现相同的趋势；③CSF ctDNA的定性及定量检测有望实时反映患者的肿瘤信息。ctDNA的半衰期极短，仅约2h，因此最大限度地避免了肿瘤基因时间异质性的特点；④CSF ctDNA检测可能对于常规诊断困难的软脑膜癌病变的诊断和疗效监测有辅助作用。

综上所述，中枢神经系统中ctDNA非常有希望成为原发性脑肿瘤和转移性脑肿瘤的诊断及监测标志物。通过腰椎穿刺获取患者样品后，对其进行分型、药物匹配、预后及疾病的动态进展的评估，可为脑肿瘤患者的精准诊疗带来新希望。但是到目前为止，CSF ctDNA在脑肿瘤中的检测仍未能在临床上应用，其原因包括：①高通量测序及其辅助技术尚不稳定，不同设备制造商的产品之间技术性差异明显，互通性有限，导致技术流程难以标准化；②检测流程长（2~4周），步骤多，影响因素多，难以规范；③二代测序（NGS）检测产生海量数据，分析难度高，导致结果的准确性和重复性还不能达到临床检测要求；④虽然脑肿瘤患者CSF中ctDNA含量显著高于外周血中的含量，但是相对于肿瘤克隆的多样性，其含量仍然很低，需要更敏感的技术来捕捉信息；⑤高通量测序成本费用较高；⑥目前尚无大规模多中心的研究数据评价CSF中ctDNA对脑肿瘤诊治的作用。尽管目前CSF的核酸检测仍存在很多问题，但它获取方便，并能在一定程度上直接反映颅内病变的信息，因此有很好的临床应用的前景，相信随着技术的不断进步，问题逐步得到解决，CSF的核酸检测将会在中枢神经系统疾病诊治中占有越来越重要的地位。

脑脊液中ctDNA的提取方法可参考前文血浆中cfDNA提取的方法。利用德国QIAGEN公司生产的QIAamp Circulating Nucleic Acid Kit（Cat No. 55114），具体操作参照试剂盒配套的说明书，大致流程如下，详细步骤见产品说明书。

【实验设备】

恒温金属浴、涡旋振荡器、恒温箱、高速离心机、紫外分光光度计。

【实验耗材】

QIAGEN公司生产的QIAamp Circulating Nucleic Acid Kit、各种规格的移液器、各种规格的离心管（冻存管）、移液吸头。

【实验试剂】

产品试剂盒已提供。

【实验步骤】

（1）收集脑脊液：在脑脊液采集后2h内，4℃、$1000 \times g$离心5min，将脑脊液上清转移至预先标记好的冻存管中，-70℃冰箱中存储、备用。

（2）待需要检测时，先将脑脊液恢复至室温，4℃、$10000 \times g$离心30min，去除残余沉淀的细胞成分。

（3）取5ml脑脊液，加入500μl蛋白酶K及4ml ACL缓冲液，用涡旋振荡器混匀30s，在恒温金属浴中用60℃孵育30min。

（4）加入9ml ACB缓冲液，涡旋振荡器混匀15~30s，然后冰上孵育5min。

（5）将混合液移至含有硅胶模的离心柱中，放置到真空管中，打开盖子，使用真空泵将液体完全压出离心柱。

（6）加入600μl ACW1缓冲液至离心柱中，打开盖子，用真空泵将液体完全压出离心柱。

（7）加入750μl ACW2缓冲液至离心柱中，打开盖子，用真空泵将液体完全压出离心柱。

（8）加入750μl 乙醇（96%~100%）至离心柱中，打开盖子，用真空泵将液体完全压出离心柱。

（9）关闭离心柱的盖子，从真空管中卸下，将其套入至收集管中，$20000 \times g$离心3min，去除残留液体。

（10）将离心柱套入新的收集管中，放入温箱56℃，10min使膜完全干燥。

（11）将离心柱套入洗脱管中，加入20~150μl AVE缓冲液至膜中心，室温静置3min。

（12）放入离心机，$20000 \times g$离心1min洗脱核酸，即收集到脑脊液中的游离cfDNA（或ctDNA）。

二、脑脊液RNA

脑脊液RNA和脑脊液DNA都属于脑脊液核酸的范畴，脑脊液RNA检测的研究领域、检测目标和病原体检测的优势可参考上文脑脊液DNA的内容。从脑脊液中提取的RNA包括病原体的RNA和外泌体中的微小RNA（microRNA，miRNA）。其中，脑脊液miRNA在神经系统疾病中的作用机制和作为预警、预后的生物学标志物研究在近些年中逐渐得到重视。miRNA是真核生物细胞的一类长度为22个核苷酸左右的非编码小RNA，广泛存在于人体所有组织和体液如血液、尿液、唾液、乳汁和脑脊液中。体液中miRNA常与蛋白质等构成复合物形式存在，抵抗RNA酶降解，具有高度的稳定性和保守性，在机体的病理生理过程中发挥关键性调控作用。脑脊液是中枢疾病诊断标志物miRNA的理想来源，原因如下：①脑脊液直接与中枢相连，位于脑室、蛛网膜下腔和脊髓中央管内，参与脑和脊髓的物质代谢，中枢神经系统发生病变时，miRNA可从病变组织释放入脑脊液。因此，脑脊液中可存在大量脑和脊髓组织来源的miRNA，脑脊液miRNA表达谱的改变能充分反映中枢的病变情况。②由于血-脑屏障的存在，脑脊液中所含蛋白质的成分比血液等简单得多，miRNA检测的干扰因素相对较少，能更好地筛选标志物，便于重复和统一。③腰椎穿刺抽取脑脊液检查是中枢疾病诊断治疗的重要辅助手段之一，取材方便、可行，较脑组织活体检查（活检）创伤性小，容易在临床推广。

神经退行性疾病是由脑和脊髓中神经元结构或功能损伤所引起的，随着年龄增长而不断恶化。神经退行性疾病病理过程十分复杂，原因也多种多样。近年来研究发现，miRNA与神经退行性疾病的发生发展有着密切关系。已有研究发现AD患者脑脊液中miR-29a表达水平显著增高，导致脑组织中Aβ过度沉积，形成AD的特有病理标志，且有研究报道，miR-29a诊断AD的敏感度为89%、特异度为70%；还有一项大样本研究发现，散发性ALS患者白细胞、血清、脑脊液和脊髓组织中miR-338-3p的表达量明显增高，可作为散发性ALS早期诊断的生物学标志物。最重要的是，病理状态下miRNA表达谱变化早于生化及其他影像学的改变，对中枢神经系统疾病的早期诊断具有特殊意义。

随着研究的日益深入，越来越多的疾病有关的miRNA被发现，同时这些

miRNA的生物学功能及靶基因逐步得到阐释，使从基因水平对疾病的发生发展过程进行调控成为可能，为临床提供了极具价值的潜在治疗靶点。但目前有关中枢神经系统miRNA的研究才刚刚起步，后续仍需大量研究探索miRNA的变化原因和调节机制，以及它们在中枢神经系统疾病中的作用，以期早日将miRNA应用于临床中枢神经系统疾病的特异性诊断和个体化靶向的治疗中。

脑脊液病原体RNA含量较低，基于苯酚/三氯甲烷抽提衍生出一些方法如下。而脑脊液中miRNA的提取则常用试剂盒进行。如QIAGEN公司生产的miRNeasy Serum/Plasma Kit（Cat No.217184）或exoRNeasy Serum/Plasma Maxi Kit（Cat No.77064）。

1. 异硫氰酸胍提取法（简称GG法）

【实验设备】

高速离心机。

【实验耗材】

各种规格的离心管（冻存管）、各种规格的移液器、移液吸头。

【实验试剂】

（1）裂解液：4mol/L异硫氰酸胍，0.1mmol/L β-巯基乙醇，25mmol/L柠檬酸钠，0.5%十二烷基肌氨酸钠，10%糖原。

（2）其他试剂：异丙醇（-20℃预冷），75%乙醇（-20℃预冷），DEPC水。

【实验步骤】

（1）取100μl脑脊液，加入200μl裂解液，室温静置10min。

（2）加入300μl的预冷异丙醇，混匀后静置5min，沉淀RNA，于4℃、16000×g离心10min，弃上清。

（3）加入500μl预冷的75%乙醇，悬浮沉淀，于4℃、16000×g离心10min，弃上清，开盖后在室温下干燥。

（4）用10μl DEPC溶解RNA沉淀。

2. 异酸性胍-酚/三氯甲烷提取法（简称AGPC法）

【实验设备】

高速离心机。

【实验耗材】

各种规格的离心管（冻存管）、各种规格的移液器、移液吸头。

【实验试剂】

（1）裂解液：4mol/L异硫氰酸胍，0.1mmol/L β-巯基乙醇，25mmol/L柠檬酸钠，

0.5%十二烷基肌氨酸钠，10%糖原。

（2）其他：2mol/L醋酸钠（pH 4.0），饱和酚（pH 8.0），三氯甲烷，异戊醇（−20℃预冷），异丙醇，75%乙醇（−20℃预冷），DEPC水。

【实验步骤】

（1）取100μl脑脊液，加入200μl裂解液，充分混匀。

（2）加入30μl 2mol/L醋酸钠，300μl饱和酚，充分混匀，$16000 \times g$离心5min，取上层水相。

（3）加入与上清同体积的酚/三氯甲烷：异戊醇（49∶1）混合液，振荡10s充分混匀，于$16000 \times g$离心5min，取上层水相。

（4）加入与上清同体积的预冷异丙醇，混匀后静置，沉淀RNA，于4℃、$16000 \times g$离心10min，弃上清。

（5）加入500μl预冷的75%乙醇，悬浮沉淀，4℃，于$16000 \times g$离心10min，弃上清，开盖后在室温下干燥。

（6）用10μl DEPC水溶解RNA沉淀。

3. SDS法

【实验设备】

高速离心机。

【实验耗材】

各种规格的离心管（冻存管）、各种规格的移液器、移液吸头。

【实验试剂】

（1）提取液：10mmol/L Tris−HCl（pH7.5），100mmol/L NaCl，1mmol/L EDTA，0.5% SDS。

（2）其他：RNA酶抑制剂（40U），10% SDS，饱和酚（pH 8.0），三氯甲烷，异戊醇（−20℃预冷），异丙醇，75%乙醇（−20℃预冷），DEPC水。

【实验步骤】

（1）取100μl脑脊液，加入40U RNA酶抑制剂处理后，加入100μl 10% SDS，充分混匀。

（2）按上述方法用等体积的苯酚/三氯甲烷抽提一次，收集水相。

（3）有机相再加入提取液回抽一次，二次水相混合后乙醇沉淀RNA。

4. LiCl/Urea法

【实验设备】

高速离心机。

【实验耗材】

各种规格的离心管（冻存管）、各种规格的移液器、移液吸头。

【实验试剂】

（1）TE缓冲液：10mmol/L Tris（pH 7.6），1mmol/L EDTA，0.5% SDS。

（2）其他：3mol/L LiCl，6mol/L尿素，饱和酚（pH 8.0），三氯甲烷，异戊醇（–20℃预冷），异丙醇（–20℃预冷），75%乙醇（–20℃预冷），DEPC水。

【实验步骤】

（1）取100μl脑脊液，加入200μl 3mol/L LiCl和6mol/L尿素混合液，充分混匀，20℃孵育5min。

（2）加入30μl 3mol/L醋酸钠和750μl乙醇，充分混匀，20℃孵育15min。

（3）16000×g离心5min，弃上清，用100μl TE缓冲液悬浮沉淀后。

（4）用苯酚/三氯甲烷抽提及乙醇沉淀RNA。

（5）用10μl DEPC水溶解RNA沉淀。

三、脑脊液细胞

脑脊液中含有各种类型和功能完全不同的细胞，在疾病状态下，这些细胞的出现、消失和数量会发生显著改变，脑脊液细胞的数目、组成和形态变化具有临床意义。脑脊液细胞学检查通过对脑脊液细胞的形态学观察和分类，不仅能够为神经系统及相关疾病的准确诊断提供依据，而且还可用于临床的鉴别诊断、病情评估和疗效观察。尤其是对于中枢神经系统感染和中枢神经系统肿瘤等疾病，脑脊液细胞学检查具有举足轻重的作用。脑脊液细胞学检查方法简便，快速有效，其唯一性、精准性和决定性也是简单的细胞学分类所不能替代的。

脑脊液中含有各种类型和功能完全不同的细胞，这些细胞的出现、消失和数量对于临床诊断的意义也不尽相同。脑脊液细胞依据细胞核的多少可分为单个核细胞和多个核细胞。单个核细胞包括淋巴细胞、单核–吞噬细胞、浆细胞和肿瘤细胞。多个核细胞包括嗜中性粒细胞、嗜酸性粒细胞和嗜碱性粒细胞。正常脑脊液白细胞计数0~8×10^{6}个/L，红细胞计数0，隐球菌计数0。淋巴细胞和单核细胞是正常脑脊液的主要细胞，其比例为6∶4~8∶2。此外，脑脊液中还可以出现不超过1%的嗜中性粒细胞和嗜酸性粒细胞，其中嗜酸性粒细胞在成人脑脊液和儿童脑脊液中含量分别不超过1%和4%。偶见脱落细胞，如脉络膜细胞、室管膜细胞和蛛网膜细胞。在进行染色检测时，脑脊液的细胞通常采用迈–格–姬染色法（MGG）染色。MGG染色剂由May–Grunwald染料和Giemsa染料组成，前者化学名为曙红亚甲基蓝Ⅱ，对胞质着色较好；后者对胞核着色较好。因此，MGG染色可兼两者的优点，且标本存放时间较长，常用于脑脊液细胞的染色。染色后的细胞，能够清楚地显现核形状、核染色质、胞浆（包括嗜中性、嗜酸性和嗜碱性颗粒）以及吞噬细胞中吞噬物的性质等。正确地识别细胞，是进行脑脊液细胞分类的基础，也是为临床提供精准诊断的保证。随着人们对脑脊液中各类细胞形态及功能认识的不断提高，脑脊液细胞学检查被广泛应用于神经系统疾病、肿瘤及血液病等的临床诊断。

中枢神经系统感染性疾病　通常以白细胞、嗜中性粒细胞数量以及不同细胞的形态等表现来判断病程和揭示临床治疗效果。

（1）细菌性脑膜炎/脑炎　由细菌侵入所引起的严重感染性疾病。会出现嗜中性粒细胞显著增多、胞核分叶增多等现象，有些嗜中性粒细胞因核染色质凝集成块、胞浆颗粒消失、胞体变小或破碎而成为脓细胞。

（2）结核性脑膜炎/脑炎　由结核杆菌侵入引起的细菌性非化脓性感染。其脑脊液细胞学显著的特征是出现以嗜中性粒细胞、淋巴细胞、激活淋巴细胞、单核–吞噬细胞和浆细胞并存的混合型细胞反应。

（3）病毒性脑膜炎/脑炎　由病毒侵入所引起的感染性疾病。患者就诊时以淋巴细胞、淋巴样细胞和浆细胞的增殖反应为多见。在单纯疱疹病毒感染时，可见到淋巴样细胞胞浆内的特征性包涵体，而这在柯萨奇病毒、埃可病毒和脊髓灰质炎等肠道病毒引起的脑膜炎/脑炎中并不出现。此外，常伴有红细胞吞噬细胞的存在。

（4）真菌性脑膜炎/脑炎　由真菌侵入所引起的感染性疾病，以新生隐球菌感染最为多见。可呈混合型细胞反应，并常可见隐球菌吞噬细胞。未经治疗患者脑脊液经细胞玻片离心机制片后，极易查见隐球菌。

（5）脑寄生虫病　由寄生虫虫体、虫卵或幼虫侵入引起的感染性疾病。细胞学分类常表现为嗜酸性粒细胞增多，并伴有激活淋巴细胞和浆细胞出现。嗜酸性粒细胞比例增高对不明原因引起的颅内压增高和癫痫发作等症状的病因诊断具有参考价值。如果在脑脊液中能找到寄生虫虫体、虫卵或幼虫，则可提供病因诊断。

中枢神经系统肿瘤　分为原发性和转移性，脑脊液中查到肿瘤细胞是诊断中枢神经系统肿瘤的金标准。中枢神经系统转移瘤患者脑脊液查见肿瘤细胞可以在原发病灶被发现之前。脑脊液肿瘤细胞特点：细胞体积大，常成簇排列；胞核增大增多，形状多变不规则；核染色质增粗，核仁多而明显；核浆比例增大；常见有丝分裂细胞。原发性和转移性肿瘤细胞除具有上述特点外，两者的鉴别要点是：前者肿瘤细胞常较小，胞浆少，染色中性；而后者肿瘤细胞常较大，细胞嗜碱，并具有原发病灶肿瘤类型（如腺癌、鳞癌等）的特点。

中枢神经系统白血病和淋巴瘤　脑脊液中发现白血病细胞或淋巴瘤细胞是诊断该病的金标准。脑脊液查见幼稚细胞可在中枢神经系统损害症状出现之前。此外，部分以中枢神经系统损害为首发症状就诊的白血病患者，脑脊液可见幼稚细胞，而同期的外周血却未找见幼稚细胞的现象，这说明并不是所有的白血病都是从外周向中枢神经系统转移的。此类患者若未行脑脊液细胞学检查，极易造成误诊和漏诊。

脑血管病　出血性脑血管病的血液破入蛛网膜下腔后，脑脊液中出现大量红细胞。有无新鲜红细胞被吞噬是判断出血是否停止的标志。缺血性脑血管病的脑脊液细胞学分类多为正常，并不具有出血性脑血管病的病理改变。

病理性和穿刺损伤血性脑脊液标本的鉴别　最好的判断方法是脑脊液细胞学检查，即观察初次腰椎穿刺患者脑脊液中有无红细胞吞噬细胞。

综上所述，脑脊液细胞学检查不仅能够为神经系统及相关疾病提供准确的诊断依据，而且还可用于临床的鉴别诊断、病情评估和疗效观察，其必要性不言而喻。受制于脑脊液细胞少和无适合的细胞收集器的限制，在脑脊液细胞学检查开展的最初阶段，只能进行白细胞计数和简单的细胞分类。1904年，法国学者Dufour通过离心后取沉渣涂片的方法进行脑脊液细胞的收集。但这种方法容易造成细胞破碎、变形，且收集到的细胞数量少，其临床应用受到了很大的限制。1954年，Sayk运用自然沉淀器收集脑脊液细胞，解决了困扰临床多年的脑脊液细胞收集制片难题；1966年，Kolmer采用脑脊液细胞玻片离心法，该方法简单高效，被称为脑脊液细胞学发展史上的一大变革，不仅扩大了脑脊液细胞学的临床应用范围，而且推动了学科的发展。因此，脑脊液细胞学检查被广泛应用于临床，并由此诞生了一门新兴学科——脑脊液细胞学检查。脑脊液细胞学检查具有十分重要的临床意义，也是简单的细胞分类所不能替代的。下面将分别对上述三种收集脑脊液细胞的方法（离心沉淀法、自然沉淀法、玻片离心法）进行介绍。

1. 离心沉淀法

【实验设备】

低速离心机。

【实验耗材】

移液吸头、移液器、载玻片。

【实验步骤】

（1）收集脑脊液：脑脊液采集后2h内，于4℃、$1000 \times g$离心5min，弃上清。

（2）将细胞沉淀均匀涂片，自然干燥。

2. 自然沉淀法

【实验设备】

侯氏脑脊液细胞沉淀器。

【实验耗材】

移液器、移液吸头、载玻片。

【实验步骤】

（1）取新鲜脑脊液1.5~2ml，加入侯氏脑脊液细胞沉淀器中，自然沉降2h，使脑脊液沉降于玻片上。

（2）待滤纸吸出水分后，自然干燥。

3. 玻片离心法

【实验设备】

FMU-5微型脑脊液细胞玻片离心沉淀器（西安第四军医大学生产）。

【实验耗材】

移液器、移液吸头、载玻片。

【实验步骤】

（1）将脑脊液静置0.5h，加入脑脊液细胞玻片离心管中，$1000 \times g$离心10min。

（2）待管内液体甩干后，取下玻片，备检。

上述三种方法相比较，多数研究认为玻片离心法的优势更大，如收集细胞数量多、视野清晰、胞体自然完好、分布均匀，并能对细胞进行详细地分类及形态学观察，是目前最为常用的脑脊液细胞收集方法。

4. 迈-格-姬（MGG）染色法

通过以上方法收集到脑脊液细胞后，要进行MGG染色，观察各种细胞成分，分类并进行诊断。脑脊液细胞学MGG染色是细胞学检查的常规手段，是一种简单易行的病理检查方法。MGG染色将细胞核染成紫红色，细胞质和核仁染成蓝紫色，对胞质胞核染色效果均较好，结构清晰，所染细胞也比苏木精-伊红染色（HE）的细胞大；同时对细菌、霉菌及胆固醇结晶的显示也很清楚。因此适用于脑脊液的细胞标本、淋巴造血系统的细胞标本、胸腹水、穿刺标本等。尤其对鉴别恶性淋巴瘤的类型，MGG染色更有帮助。

【实验耗材】

移液器、移液吸头、载玻片。

【实验试剂】

（1）1%迈－格液（*m/V*）：用100ml甲醇溶解1g迈格染料，充分溶解后放入棕色瓶内，室温保存，两周后使用。使用前与甲醇按照2：1的比例混合。

（2）0.4%姬氏染液（*m/V*）：用50ml甘油溶解0.6g姬氏染粉，加入100ml甲醇后搅拌均匀，放入棕色瓶内，室温保存，两周后使用。

（3）0.1mol/L磷酸盐缓冲液（PBS）：调整至pH 6.4~6.8。

【实验步骤】

（1）预先在细胞涂片上滴加甲醇进行固定。

（2）将1%迈－格液用0.1mol/L磷酸盐缓冲液稀释5~10倍，滴加在涂片上，染色10~30min。

（3）倒弃涂片上的迈－格液，用双蒸水洗干净。

（4）将0.4%的姬氏染液用0.1mol/L磷酸盐缓冲液稀释5~10倍，立即滴加在涂片上，染色10~30min。

（5）倒弃涂片上的姬氏染液，用双蒸水洗干净。

（6）滤纸吸除多余的水，用盖玻片封片后于显微镜下观察。

四、脑脊液蛋白

脑脊液中约80%的蛋白质来源于透过侧脑室脉络丛血－脑屏障（BBB）的血浆超滤液，其余来自中枢神经系统间质液的引流。神经元的缺失、损伤和/或突触发生受损、血－脑屏障破坏等都会引起脑脊液中蛋白质的特异性改变，能动态反映脑组织代谢变化及内环境稳定性。此外，脑脊液中含有的蛋白质远少于血浆中的，约为血浆的1%，这一特性使蛋白质的特异性标志物更清楚地被检测到。因此，脑脊液是检测中枢神经系统疾病特征蛋白的理想生物样本，是寻找中枢神经系统疾病潜在生物学标志物的重要来源。近些年，脑脊液蛋白质组学的研究受到广泛关注，能为神经系统疾病早期诊断、进程监测、分子分型、疗效监测、预后判断和分子机制研究提供有价值的生物标志物，使人们从分子生物学水平来认识中枢神经系统疾病的发病机制。

脑脊液蛋白含量与疾病发展相关。脑脊液蛋白在正常情况下含量稳定，在各种神经系统疾病状态下，如各种原因引起的炎性反应、脑外伤、脑梗死等均可引起脑脊液蛋白浓度升高，而水毒症脑脊液外溢和甲状腺功能亢进时其含量会降低。所以测定脑脊液蛋白含量对这些疾病的诊断及其预后有重要意义。目前较为常用的脑脊液蛋白定量的方法有双缩脲干化学法、磺柳酸－硫酸钠比浊法。双缩脲干化学法具有准确、重复性较好的特点，适合急诊检验；磺柳酸–硫酸钠比浊法操作简便，是目前临床上应用最多的方法。

脑脊液中蛋白质标志物可用于监测疾病的发生、治疗的疗效和疾病的复发。精确诊断依赖于对疾病病理过程具有较高灵敏度及特异性的生物标志物。疾病相关的生物学标志物可以提供关于疾病的原因、致病因素、治疗的可能效果和对患者治疗方法的选择给予提示。

脑脊液蛋白质组学与中枢神经系统肿瘤　中枢神经系统肿瘤的诊断一直是临床检验的一个难点，目前所发现的临床上常用的肿瘤标志物（如CA199、CA125和CEA等）多缺乏特异性。由于肿瘤细胞都源于自身细胞，其释放的蛋白质成分多是自身成分，只是含量有所不同，脑脊液蛋白质组学能够大批量地鉴定蛋白质，有利于脑肿瘤差异蛋白质谱的建立。虽然单一蛋白质很难准确有效地诊断鉴别胶质瘤和脑膜瘤，但脑肿瘤差异蛋白谱的建立可能大大提高两者的诊断正确率。通过质谱分析结果提示：胶质瘤患者脑脊液中有数十种蛋白质与正常脑脊液不同，并且脑脊液蛋白质组学在评估脑胶质瘤的恶性程度方面也存在着潜在的应用价值。

脑脊液蛋白质组学与中枢神经系统变性疾病　中枢神经系统变性疾病是一组原因不明的进行性发展的疾病，主要包括阿尔茨海默病（AD）、帕金森病（PD）和肌肉萎缩性侧索硬化症（ALS）等。由于AD和PD缓慢起病，早期症状不典型，不易被发现。患者发病就医时多已错过了早期治疗干预的最好时期。因此，有必要寻找更加敏感的标志物去诊断AD和PD。脑脊液蛋白质组学在AD中取得了较多的研究成果。研究表明，在AD患者的脑脊液中，tau蛋白水平显著升高，且在整个疾病过程中保持高水平。目前，脑脊液中tau蛋白和β淀粉样蛋白1–42（Aβ1-42）已试用于临床诊断，其特异性可达70%以上。脑脊液蛋白质组学在PD的研究结果显示，α突触核蛋白被证明与PD的严重程度相关，但仅仅靠α突触核蛋白还不能准确诊断，还需要进一步找寻与PD相关的脑脊液标志物。

脑脊液蛋白质组学与中枢神经系统感染性疾病　结核性脑膜炎、病毒性脑炎和化脓性脑膜炎是三种常见的神经系统感染性疾病，三者间的临床表现和脑脊液生化检测结果极其相似。脑脊液培养和脑脊液涂片检测是诊断结核性脑膜炎、病毒性脑炎和化脓性脑膜炎的两种主要方法，但这两种方法的阳性检测率极低。而脑脊液中病原体来源的特异性蛋白是诊断颅内感染的一个重要指标，脑脊液蛋白质组学可作为神经系统感染性疾病的一种辅助诊断手段。如研究者发现，在结核性脑膜炎患者中，脑脊液DRB1-4蛋白有可能用于辅助诊断结核性脑膜炎；β_2-转铁蛋白只存在于脑脊液中，颅内感染时其水平明显升高，可作为一种特异的新型颅内感染标记物；脑脊液中IgM检查也对脑膜炎的诊断与鉴别诊断有重要意义，IgM浓度轻度增高是急性病毒性脑膜炎的特征，明显增高是急性化脓性脑膜炎的特点；患化脓性或结核性脑膜炎时，脑脊液、血清中C反应蛋白（CRP）的含量均明显增高，浆液性脑膜炎或脑炎时，CRP仅见于脑脊液中，而血清中并不增高，因此用CRP能区别浆液性脑炎和化脓性及结核性脑膜炎。

脑脊液蛋白质组学与中枢神经系统脱髓鞘疾病　多发性硬化（MS）是临床常见的原发性脱髓鞘疾病，是以中枢神经系统白质炎性脱髓鞘病变为主要特点的自身免疫性疾病，发病机制尚不是很明确，其诊断主要依赖于临床表现和辅助检查。脑脊液蛋白质组学在多发性硬化中的研究涉及疾病的诊断和转归等方面，所鉴定的蛋白质除了血浆常见蛋白（白蛋白单体、结合珠蛋白、视黄醇结合蛋白、免疫球蛋白和补体）外，还包括一些胞内蛋白（ATP合成酶、Jagged-1蛋白和醛缩酶A）。这些蛋白质有可能是神经髓鞘受损所释放的胞内成分。此外，髓鞘碱性蛋白（MBP）是神经组织独有的蛋白质，是中枢神经系统髓鞘脱失的诊断指标。研究证实，在慢性脑缺血、PD、ALS等多种神经病中MBP浓度升高，其含量的高低还可以反映损伤的范围及严重程度。

脑脊液是神经系统疾病诊断检验中常用到的临床样本，对于脑脊液的高通量分析是未来精准医学重要的检测项目之一。脑脊液蛋白质组分析更多的是以发现疾病标志物为目的，但目前被批准用于临床的脑脊液生物标志物较少。主要面临的困难是：①高质量的脑脊液临床样本较少，缺乏标准化的脑脊液收集程序，样品处理不当；②进行后期验证需要大量的时间与成本；③去除高丰度蛋白对特定研究是否有帮助需要进行实验确定。脑脊液蛋白质组学分析为人们的健康状态提供了丰富的信息，其在临床诊断中的大规模使用可以为临床医生对不同患者制定具有针对性的治疗方案提供更多实验依据，同时患者的脑脊液蛋白质特征谱能显示当前的疾病风险以及生活方式变化或药物干预的效果。将脑脊液蛋白质组学作为在神经生物学疾病精确疗法中的一部分，建立反映患者健康状态的脑脊液蛋白质组学大数据资源数据库，将成为脑脊液的部分研究方向。

用于提取脑脊液蛋白质较常用的方法是透析法、丙酮沉淀法和三氯乙酸（TCA）/丙酮沉淀法，或者两种方法结合使用。首先要通过腰椎穿刺抽取脑脊液约5ml，于4℃、$3000 \times g$离心10min，留上清后提取脑脊液中的蛋白质。

1. 透析法+丙酮沉淀法

用透析袋处理脑脊液样品，去除盐分，然后用冰丙酮沉淀蛋白。

【实验设备】

高速离心机、磁力搅拌器。

【实验耗材】

美国光谱医学（Spectrum）公司生产的Spectrumlabs透析袋（截留分子质量：3.5kD）、各种规格的离心管（冻存管）、各种规格的移液器、烧杯、移液吸头。

【实验试剂】

（1）透析缓冲液：5mmol/L Na-HEPES（pH 8.0）。

（2）其他：100%丙酮（-20℃预冷），8mol/L尿素。

【实验步骤】

（1）把Spectrumlabs透析袋（截留分子质量为3.5kD）剪成适当长度（10cm左右）的小段。

（2）在60℃去离子水中水浴30~60min，再用去离子水膜内冲洗3次。

（3）将脑脊液吸入透析袋中，用夹子夹紧袋口，将透析袋放入盛有5mmol/L Na-HEPES透析缓冲液的烧杯中，确保透析袋始终浸没在溶液内。

注：通常要留30%~50%的空间，以防透析过程中，袋外的水和缓冲液过量进入袋内将袋胀破；烧杯中透析缓冲液的体积要大于透析样品体积的100倍。

（4）将烧杯放入4℃透析12h，使用磁力搅拌器搅拌透析缓冲液，每4h更换一次透析缓冲液。

（5）按照4∶1的比例将100%冰丙酮加入脑脊液样品中，即每400μl脑脊液样品加入1.6ml冷丙酮溶液，-20℃放置4h。

（6）将混合液体取出，于4℃、15000×g离心15min，弃上清。

（7）在沉淀中加入500μl 100%冰丙酮，悬浮后15000×g离心15min，弃上清，重复洗两次。

（8）室温放置10~15min晾干沉淀，去除丙酮。

（9）加入水或8mol/L尿素溶解蛋白沉淀，备用。

2. 三氯乙酸（TCA）/丙酮沉淀法

与上述透析、丙酮沉淀法相似，利用TCA和丙酮共同沉淀脑脊液蛋白。

【实验设备】

高速离心机。

【实验耗材】

各种规格的离心管（冻存管）、各种规格的移液器、移液吸头。

【实验试剂】

三氯乙酸（TCA）、丙酮、0.07%的 β–巯基乙醇、8mol/L尿素。

【实验步骤】

（1）配制10%的TCA/丙酮溶液（TCA：丙酮＝1：10），即每400μl脑脊液样品中加入1.6ml TCA/丙酮溶液，再加入0.07%的 β–巯基乙醇，–20℃过夜。

（2）将混合液体取出，于4℃、$15000 \times g$ 离心30min，弃上清。

（3）用1ml冷丙酮溶液加入0.07%的 β–巯基乙醇洗涤蛋白质沉淀2次。

（4）在4℃、$15000 \times g$ 离心30min，弃上清。

（5）室温放置10~15min晾干沉淀，去除丙酮。

（6）加入水或8mol/L尿素溶解蛋白质沉淀，备用。

第三节　尿　液

血液在肾脏的循环系统中被过滤吸收后形成尿液，然后通过尿道、膀胱、输尿管等排出体外。尿液能反映人体的生理、病理状况，尿液检测是一种常见的临床检查手段，对某些特殊疾病的诊断、治疗有很大的参考价值。尿液中含有的各种物质和元素的含量都是有其正常值的，如果检测结果超过该数值范围，则说明身体功能或内分泌系统可能出现了问题。如尿液的颜色对某些疾病的诊断也有参考价值，不符合"淡黄色"，可能说明患有某种疾病，比如饮水过量或者糖尿病尿液呈深褐色，阻塞性黄疸等尿液呈棕绿色、褐色，尿道出血尿液呈棕黑色。临床上，如果糖尿病患者尿液的尿蛋白呈阳性，说明患者很有可能患上了糖尿病肾病，可以采取相应的措施进行预防。尿液检查包括尿细胞学、尿蛋白、尿基因学等。由于尿液获得方便、无侵入性、可频繁检测、快速反应、多维度评价等优势，所以它已经成为一种重要的疾病检测手段，并逐渐发展为一种对泌尿系统疾病和其他系统疾病进行早期诊断和评价的有效方法。本节主要介绍针对尿液的多种检测方法，以促进其在神经系统疾病的诊断、治疗及临床研究上的发展及应用。

一、尿液细胞

尿液的细胞学检查对于临床疾病的诊断具有重要意义。尿中细胞计数方法是留取晨尿或随机尿、尿液离心沉淀后，用显微镜对每个高倍镜下的细胞进行计数，并采用全自动尿液有形成分分析仪进行定量测定。尿液中的细胞学检查包括红细胞、白细胞、吞噬细胞、上皮细胞等。正常情况下，在剧烈活动后、重体力劳动后、冷水浴后、或月经期间血液污染了尿液，就会有红细胞的存在。而尿液中红细胞增多，可能是泌尿系统的结石、炎症、肿瘤等泌尿系统的疾病所导致。正常成年人尿液中的白细胞主要是中性粒细胞，偶见淋巴细胞、单核细胞、嗜酸性粒细胞等，如果在离心尿中每高倍视野的白细胞数大于5，可能是泌尿系统感染所致。如果尿液中的白细胞增多，尿液会呈现乳白色，即肉眼脓尿。尿液中的吞噬细胞可能是由于泌尿系统急性炎症所致，并且伴随着大量的白细胞和脓性细胞，尿中吞噬细胞数量往往与炎症的严重程度有关。鳞状上皮细胞是尿液中最大的一种细胞，呈鱼鳞状。正常人尿液中有少量鳞状上皮细胞，正常健康的女性尿液中也有鳞状上皮细胞。但是，如果尿液中同时有大量的鳞状上皮细胞和白细胞，即说明有泌尿系统的炎症。肾小管上皮细胞与白细胞的生长情况类似，但体积较大，这种细胞来源于肾小管，正常的尿液中是不存在的。

【实验设备】

4℃冰箱、恒温水浴箱、电热恒温培养箱、42℃热恒温台、烤片机、漩涡混合器、离心机。

【实验耗材】

离心管、移液器、载玻片、EP管、EP管架、一次性手套、一次性口罩、记号笔、铅笔、镊子、加样头、医疗废物盒。

【实验试剂】

KCl、甲醇、冰乙酸。

【实验步骤】

（1）留取尿液标本：留取晨尿量约100ml，后送检，需要保持尿液的新鲜，以防细胞溶解，尿液成分发生改变；尿液容器要保持清洁干燥，一次性使用，避免造成不必要的污染；尿液标本要防止粪便、月经血、白带、精液等杂质。

（2）玻片制备

①收集细胞：将约100ml的尿样采集到离心管中，$1000 \times g$离心10min。重复离心，除去上清液，将细胞收集起来。添加5ml 0.075mol/L KCl，预热到37℃，37℃低渗20min，期间轻轻吹打悬浮细胞2~3次。

②预固定：2ml的固定液［甲醇：冰乙酸=3：1（V/V）］缓慢加入，轻轻吹打混匀后于$1000 \times g$离心10min。

③固定：离心尿细胞悬液，后去上清，加入5ml固定液，混匀，静置10min，期间吹打1次，于$1000 \times g$离心10min。再重复上述固定步骤。

④细胞悬液的制备和保存：将尿液中的悬液离心，除去上清，按细胞量加入

适量的固定液混合，然后滴片。

⑤烤片：在56℃烤片时间要超过2h，或在室温下过夜，然后在室温下进行烘干。

⑥备用：制备好的细胞玻片可以用于后续的研究，如FISH、免疫荧光、免疫组化的染色。

二、尿液外泌体

外泌体是胞内多泡体与细胞膜融合后，释放到细胞外的膜性小囊泡，直径30~100nm，主要存在于脑脊液、血液、尿液、唾液、腹水等体液中。其主要来源于体内白细胞、红细胞、血小板、树突状细胞、巨噬细胞、上皮细胞等。外泌体中包含来自于母细胞的蛋白质、RNA、DNA等，在生理和疾病中起着调节信号和物质传递的作用。尿液外泌体是由肾细胞、近端小管上皮细胞、降支小管上皮细胞、集合管主细胞等。近年来，随着分子生物学技术的迅速发展，大量的研究表明，尿液中的蛋白质、microRNA（miRNA）等参与了尿液微环境中的细胞之间的信号传递，并与肾脏疾病的发生、发展密切相关。尿液中的外泌体可经超高速离心分离而获得，经蛋白质组学分析，人类尿液中的外泌体内包含了丰富的蛋白质信息。外泌体中还存在着许多短链和长链RNA，它们及其含量都会随着不同的细胞形态而改变。目前，已有数千个miRNA在体外被发现，其中含有一种名为外泌体miRNA。外泌体miRNA是一种重要的临床检测手段。首先，miRNA比蛋白质具有更稳定的化学特性。另外，外泌体miRNA与其他miRNA相比，有显著的优点即不易降解。

外泌体分离提取技术种类较多，传统技术包括超速离心、超滤、沉淀以及基于免疫亲和的外泌体分离提取方法，新兴技术包括纳米颗粒跟踪分析技术、电化学外泌体定量法、表面等离子体共振技术、微流控技术、光敏磁珠检测等。最常用的是超速离心，其优点是得到的外泌体量多、成本低，但是回收率低、纯度不足。超滤法的优点是回收率较高，但过膜易损耗变形。其余各种方法由于价格昂贵、成本较高、效率较低等局限性，尚未大规模应用。下面将简单介绍一下尿液的前处理方法和外泌体提取的常用方法。

（一）外泌体的分离

1.尿样本分离前处理

（1）尿液中含有尿路上皮细胞、细胞碎片及体积大于100nm的囊泡，需要于$17000 \times g$离心10min，去除上述物质。

（2）外泌体具有贴附于塑料表面的特性，冻存于–80℃的尿样本融解后，在分离前应充分地涡旋混匀。

（3）尿液中含有的Tamm-Harsefall（TH）蛋白能通过二硫键包裹外泌体，降低分离效率。为了解决这一问题，可以使用还原剂二硫苏糖醇（DTT）打开二硫键，使外泌体从TH蛋白的包裹中释放出来，一般DTT的最佳终浓度为200mg/ml，在37℃孵育5~10min。也可用采用盐析法去除尿TH蛋白。

（4）当尿中含有大量白蛋白时，白蛋白能与外泌体一起沉淀，因此需要去除白蛋白的干扰。

2. 超速离心法分离纯化外泌体

在4℃、$200000 \times g$条件下超速离心1h，从尿样本中分离获得外泌体。

（1）优势：该方法是尿外泌体分离最早使用、最经典、最常用的方法。与超滤法及沉淀法相比，该方法分离获得的外泌体蛋白质更纯，有利于外泌体蛋白质成分分析。

（2）劣势：该方法耗时耗力，每次只能处理少量的样本，设备昂贵。同时超速离心法分离尿液中的外泌体时，上清中30~300nm的囊泡不能完全沉淀下来，可能导致一些具有重要生物学功能的囊泡丢失。

注：超速离心法能共沉淀尿液中的高丰度蛋白。为了减少蛋白质的污染，提高外泌体纯度，可以基于沉降系数不同，超速离心后采用蔗糖重水垫超速离心；也可以基于分子大小，超速离心后采用排阻色谱法，进一步纯化外泌体，避免非外泌体蛋白质对检测的干扰。

3. 超滤法分离纯化外泌体

基于外泌体的大小（40~100nm），用孔径小于100nm的纳米膜短时间低速离心过滤，以浓缩分离尿液样本中的外泌体。

（1）优势：与超速离心法相比，该方法对尿液样本的体积要求低，可以分离少量尿样本中（0.5ml）的外泌体，且更快速，无需昂贵设备。

（2）劣势：该方法分离得到的外泌体易黏附至纳米膜上，需进一步洗涤超滤膜。同时，尿蛋白会堵塞纳米超滤膜滤孔，使离心得到的尿外泌体中含有大量尿蛋白，影响尿液外泌体纯度。因此，利用低蛋白质结合的聚偏氟乙烯膜，分离尿液外泌体，该方法与纳米超滤膜及超速离心法有同样的分离效率，且尿液蛋白质干扰较小、成本更低，利于大批量分离尿液样本外泌体。

注：超滤离心过程中，不同的离心条件获得的外泌体浓缩液的体积、浓度均不同。离心力高、离心时间短则获得的外泌体体积小、浓度高，但离心力太高、太久可能会导致超滤膜破损，导致外泌体分离失败，因此，超滤法分离纯化外泌体，需要摸索合适的离心力及时间。

4. 沉淀法分离纯化外泌体

近年来，市场上出现了用于分离外泌体的商品化试剂盒。将尿液与试剂按比例混匀后孵育，离心后吸弃上清，沉淀即为外泌体。

（1）优势：该法具有易于操作、简便快速的优点，结果稳定，适用于临床，可参考试剂盒说明操作。

（2）劣势：沉淀试剂除了能沉淀外泌体，也能沉淀TH蛋白质及其聚合物等，分离外泌体蛋白质纯度低于超速离心法，可干扰外泌体相关标记物的检测和分析。

注：用DTT处理样本，可以减少尿TH蛋白质对尿外泌体分离效率的干扰；可以加大分离液的用量，或者提高离心力，以提高尿外泌体的分离效率。

5. 其他方法

除了以上三种常用方法，还有亲和纯化法、免疫法及微流控技术等方法。亲和纯化法是利用外泌体与某些分子，如凝集素、肝素或者人工合成的肽段间存在高亲和力捕获外泌体。免疫法是将抗外泌体抗体（CD63）包被在磁珠、ELISA微孔板上，以捕获外泌体。上述两种方法得到的外泌体纯度较高，不需要超速离心，但是也可能导致部分尿液的外泌体丢失。微流控技术采用免疫亲和法、纳米膜过滤法和多孔结构捕获法，不但能够分离和纯化尿液中的外泌体，同时还可以实现其检测分析，但是该方法对设备要求较高。

（二）外泌体的保存

应用蛋白质印迹法研究尿液样本外泌体标志蛋白质在4℃ 1h、–20℃及–80℃保存1周的稳定性，结果表明–20℃保存1周时外泌体标志蛋白质降低最为明显，而–80℃条件变化最小。应用RT-qPCR法研究不同冻存条件对尿液样本外泌体RNA的影响，分别从新鲜的、–20℃冻存24h的尿液样本中分离外泌体，检测外泌体中RNA总量，发现–20℃冻存24h的尿液样本中外泌体RNA总量减少40%。研究提示冻存条件对蛋白质和RNA的影响均较大，因此，用于尿液外泌体蛋白或者RNA比较的不同来源的尿液外泌体样本存储条件必须一致。

（三）外泌体的鉴定

对分离提取的外泌体进行鉴定的经典方法包括：纳米颗粒跟踪分析（NTA）、电镜分析、蛋白标志物Western Blot鉴定等。

1. NTA

NTA是对每个颗粒的布朗运动进行追踪和分析，结合Stockes-Einstein方程式，计算出纳米颗粒的流体力学直径和浓度，检测10~1000nm范围内的颗粒。NTA技术已被外泌体研究领域认可为外泌体表征手段之一；相较于其他方式，NTA技术的样本处理更简单、检测速度更快、更能保证外泌体原始状态。

2.电镜分析

双层囊膜结构是外泌体重要标志之一，但是，普通光学显微镜难以观察到该亚显微结构。而透射电子显微镜（TEM）分辨率可达0.1~0.2nm，可以将被观察物体放大至数百万倍，因此是观测外泌体双层囊膜超微结构的经典方法。

3.蛋白标志物Western Blot鉴定

外泌体鉴定时通常会用Western Blot从多种标志物如CD63（13/22）、TSG101、CD9和CD81等中选择2种检测其蛋白质表达。

（四）外泌体源性miRNA的检测

外泌体可以进行高通量分析，如外泌体miRNA测序、外泌体miRNA芯片分析、外泌体lncRNA芯片检测等。目前外泌体中的miRNA检测一般是基于核苷酸杂交和扩增原理。通过RNA核酸杂交、微阵列芯片、RT-PCR、电化学检测等检测手段，将分离纯化后的外泌体中的miRNA的杂交信号转化为可测量信号。RNA核酸杂交由于样品需要量大、耗时长、灵敏度低等缺点，目前使用较少。微阵列芯片的优点是高通量，但会受到miRNA家族中与其类似序列交叉的影响而造成灵敏度下降。RT-PCR具有较高的灵敏度和实用性，但对引物的设计要求高，仅在实验室使用较多。电化学生物传感器相对于其他方法来说，能耗低并且易于集成化，能够高效、灵敏地应用于大批量的miRNA检测，能较为迅速地获得检测结果。因此，基于电化学技术的miRNA生物传感器在实验诊断领域有极大的应用前景。

三、尿液蛋白

尿液的基本组成除水和无机盐之外，主要还包括蛋白质、酶等有机物，维生素、激素、氨基酸及其衍生物、肽等化学成分。生物大分子在身体代谢和疾病过程中流失或者消耗，聚集在尿里。在水解过程中，转化为微小的、简单的"构件分子"。随着生物组学技术的不断发展，尿液中的生物分子的大量表达和利用生物组学技术对各种疾病的尿液进行检测，将为临床上各种疾病的早期诊断、早期治疗提供重要的理论基础。科学家们一直在利用蛋白质组技术试图从尿中发现新的用于疾病的诊断、预后和监测疗效蛋白标记。研究表明，尿液蛋白可以辅助诊断神经系统疾病，如AD7c-NTP在阿尔茨海默病源性轻度认知损害患者的脑脊液及尿液中蛋白质含量均升高，且诊断的灵敏度及特异性较高。尿液蛋白的检测过程包括尿蛋白的制备、蛋白质或多肽的分离和质谱的鉴定。目前常用的尿蛋白制备方法包括以下3种。

1.有机溶剂沉淀法

可利用的有机溶剂主要有各种浓度的乙醇、乙酸、乙腈、丙酮、甲醇、三氯甲烷等。

2.多步离心法

先用$17000 \times g$离心5~15min去除细胞残渣或膜碎片，再用$200000 \times g$离心60~120min收集沉淀部分的尿蛋白。

3.离心超滤法

常规离心去除尿样中的细胞残渣或膜碎片，利用不同规格截留分子质量的超滤离心管浓缩富集尿蛋白。双向电泳分离每个蛋白点进行胶内酶切后，可以利用基质辅助激光解吸电离飞行时间质谱法进行蛋白质鉴定；也可以利用一维电泳分离富集后的尿蛋白，然后切成10~30个条带进行胶内酶切，再利用液相色谱串联质谱法分别对每个条带的酶切产物进行分析。目前，这些方法对尿蛋白质组的检测深度可达1500~2300种蛋白质。

但是，目前这些用于尿液蛋白组检测的工作流程都存在着样品制备流程繁琐、质谱检测时间过长的缺点。样品制备过程中的每一步都会引入误差及蛋白质损失，除费时外还会导致定量不精确及可重复性差。根据已报道的深度尿蛋白组研究，为达到1500~2300种蛋白质组检测的深度，每个样本需要24~48h的质谱检测时间。这些低通量的检测方法应用于从尿蛋白组寻找新生物标志物时有很大的局限性。因为通量低，在发现阶段所能检测的样本数量很有限，通常对照组和疾病组分别只能包括10例左右样本，这些有限的样品很难覆盖尿蛋白质组固有的较大的生理性波动及个体间差异。因此在有限样本数量的情况下，很难找到能真正反映对照组和疾病组之间的状态差异的标志性蛋白。这是当前临床尿蛋白质组研究中普遍存在的问题，发现阶段找到的差异蛋白质无法通过后面大样本量的验证研究，因此到目前为止还没有新的尿蛋白标志物用于临床。

【实验设备】

离心机、分光光度计。

【实验耗材】

尿管、超滤离心管、微量离心管（0.2ml、1.5ml、2.0ml）、微量吸头（0.5~10L）、移液器。

【实验试剂】

去高丰度蛋白试剂盒、2-D Clean-Up试剂盒、Bradford试剂盒。

【实验步骤】

（1）尿标本超滤离心和蛋白质浓缩：于冰箱中取出尿标本，冰上冻融后移入15ml超滤离心管，加去离子水，于$2500 \times g$、4℃离心45min，重复3次。为避免尿液中高丰度蛋白和非蛋白质杂质对检测结果的干扰，分别用去高丰度蛋白试剂盒和2-D Clean-Up试剂盒，以层析法去除尿液样本中高丰度的白蛋白和球蛋白，以及盐类、脂类、酚类和核酸等非蛋白杂质，严格按说明书操作。采用Bradford方法进行蛋白质定量。处理后的尿样本分装成10μg一管，-80℃冰箱保存。

（2）用于质谱检测的蛋白质的质量控制：受试者留取晨尿的中段尿，选取清亮的标本，经尿液分析测定，如有下列中任何一种异常即为不合格样品：①尿蛋白异常；②尿液中出现白细胞（WBC）、红细胞（RBC）异常或有细菌生长；③尿中有晶体；④尿比重异常；⑤pH异常；⑥尿糖、酮体、硝酸盐、胆红素或尿胆原阳性。合格的标本进行离心（$700 \times g$，离心10min），过滤，将上清液置于-80℃冰箱密封保存备用。从取尿液到存入冰箱在2h内完成。

四、尿液DNA

DNA携带有合成RNA和蛋白质所必需的遗传信息。尿液中DNA的变化也可以反映机体的病理状态。例如，8-羟基脱氧鸟苷（8-OHdG）是活性氧簇引起DNA氧化损伤时形成的产物，是活性氧自由基攻击DNA的鸟嘌呤，使脱氧鸟苷氧化生成。目前，8-OHdG在临床上被应用于监测机体的氧化应激状况，可以用ELISA检测。已有研究采用8-OHdG来探讨血管性痴呆与氧化应激之间的关系。也有研究发现在脑出血后亚低温组在14d时尿中8-OHdG含量比治疗前显著下降，表明亚低温疗法能修复DNA氧化和神经细胞损伤。另外，与核DNA相比，线粒体DNA（mtDNA）包含了潜在的电子转移链复合物。尿液中的mtDNA，包含烟酰胺腺嘌呤二核苷酸脱氢酶亚基1（mtND-1）、细胞色素C氧化酶（mtCOX-3），它们分别是线粒体呼吸复合物Ⅰ和Ⅳ中的DNA，是新型、易于获取且无创的生物学标志物，可用于检测线粒体功能障碍。

【实验设备】

-80℃立式超低温冰箱、-20℃低柜式低温冰箱、高速台式低温离心机、电子分析天平、超净工作台、干式恒温器、固定水平振荡器、凝胶电泳仪、凝胶成像仪、微波炉、掌上离心机、磁力架、紫外微量分光光度计。

【实验耗材】

微量离心管、微量吸头、移液器。

【实验试剂】

TE 缓冲液（10mmol/L Tris–HCl，1mmol/L EDTA，pH 8.0）、裂解液（10nmol/L Tris–HCl，1mmol/L EDTA，0.5% SDS）、蛋白酶K、酚、酚/三氯甲烷、三氯甲烷、异丙醇、无水乙醇、RNase、3mol/L醋酸钠（pH5.2）。

【实验步骤】

（1）尿液标本的处理：将受试者的中段尿样保留，放在消毒收集管中，置于4℃环境下。立即送至实验室（2h内），于16000×g条件下离心10min，移弃上清液，留取沉淀保存于–80℃冰箱中。

（2）加入TE 缓冲液1.5ml，混匀，8000r/min离心5min，收集沉淀。重复上述步骤一次，加入450μl裂解液，10μl蛋白酶K，55℃水浴1h。

（3）酚/三氯甲烷抽提DNA：取上清液，加入等体积三氯甲烷，轻摇，12000r/min离心15min；取上清液，加入0.6倍体积冷异丙醇（–20℃）或2倍体积冷无水乙醇（–20℃）；加入1/10体积的3mol/L NaAc，置于室温下10min；12000r/min离心10 min；倒弃液体留下沉淀，用70%乙醇洗涤沉淀；加入2倍体积无水乙醇；12000r/min离心10min；倒弃液体留下沉淀，真空干燥；复溶于2ml TE缓冲液；加入RNase，65℃或37℃处理10~30min；加等体积酚、酚/三氯甲烷、三氯甲烷各一次，12000r/min离心10min；取上清液，加入0.6倍体积冷异丙醇（–20℃）或2倍体积冷无水乙醇（–20℃）；加入1/10体积的3mol/L NaAc（pH5.2），置于室温下10min，再于12000r/min离心10min；倒弃液体留下沉淀，用70%乙醇洗涤沉淀；真空干燥沉淀；复溶于0.5~1.0ml的TE缓冲液或水中，分装成小体积。

（4）电泳和分光光度计检测提取DNA的质量。

（5）提取的DNA即可用于下一步实验或于–20℃保存备用。

五、尿液 RNA

RNA包括mRNA、tRNA和rRNA。微小RNA（microRNA、miRNA）调控着人体三分之一以上的细胞转录组，数量较少，但是在正常的组织和体液中miRNA的稳定性较高，可以精确地定量分析分布在不同组织和疾病状况之间的miRNA表达的差异，可以成为一种新的诊断手段。尿液中DNA、RNA等核酸的含量仍然很高，而且与血液中的核酸相比，尿中核酸碎片不会迅速被核酸酶分解。然而，由于尿液环境的复杂性和核酸的易降解特性，必须对尿样进行适当的处理。

【实验设备】

多用电泳仪、离心机、生物分光光度计、恒温混匀仪、超低温冰箱、制冰机、高压灭菌锅、旋涡振荡器、微量台式高速离心机、超纯水仪、恒温磁力搅拌器、电热鼓风干燥箱。

【实验耗材】

超滤管、离心管、微量吸头、封口膜、蓝盖玻璃瓶。

【实验试剂】

RNA提取试剂、三氯甲烷、异丙醇、75%乙醇、无RNase的水。

【实验步骤】

▲尿液收集前的准备工作

为了避免尿液中RNA的破坏和降解，必须先将尿中RNA酶除去。

（1）高压1L的玻璃试剂瓶和蓝吸头盒：玻璃试剂瓶用于配制0.1% DEPC水，蓝色吸头盒用于浸泡、冲洗和保存超滤管。

（2）配制0.1% DEPC水：在1000ml双蒸水中加1ml DEPC，室温下用磁性搅拌机搅拌10h，直至DEPC彻底溶于水，0.1% DEPC水调制完毕，旋紧盖子，置于室温。

（3）浸泡超滤水管，除去RNA酶：先将0.1% DEPC水倒进高压的蓝色吸头盒子里，用镊子把它夹紧，浸入DEPC水，再倒出来，重复两遍，直到最后把超滤管浸入DEPC水中。

（4）冲洗超滤管，去除DEPC残留：把0.1%的DEPC水从枪头箱中排干净。用无RNA酶的超纯水冲洗超滤管，重复清洗几遍，然后把清洗后的超滤管浸泡在一个新的、高压的、RNase-free新的、蓝色枪头盒子里，以确保过滤薄膜不会干涸，或清洗后立即使用。

▲尿液标本处理

采集尿液样品后，立即于4℃、1200×g离心10min，将尿样中的细胞等可见组分沉淀，并采集上清；低速离心后所收集的上清立即高速离心，于4℃、12000×g离心10min，除去尿样品中的细胞等可见组分，并采集上清；用0.45μm的一次性针头滤器对其进行彻底过滤，除去尿中的所有可见成分，从而获得无细胞的尿液样品。

▲尿液标本的浓缩

用超滤管对尿样进行浓缩。将8ml尿样分别放入2个4ml的超滤管中。盖上瓶盖，把超滤管放入离心机的水平转子内，搅拌均匀，于4℃、4000×g离心30~40min，浓缩后尿样品的体积大约为400μl，再将吸管插入超滤管的底部，由左至右将浓缩的尿样完全抽干，然后进行核酸提取。如果无法马上进行提取，则立即置于-80℃冰箱。

▲尿液 RNA 提取

（1）取 200μl 新鲜或者冻存的尿液，加入 3 倍体积的 RNA 提取试剂。振荡 30s，充分混匀。

（2）处理后的样品在室温放置 5min，使蛋白质核酸复合物完全分离。

（3）向以上溶液中加入三氯甲烷，每使用 1ml 的 RNA 提取试剂加入 0.2ml 三氯甲烷，盖好管盖，剧烈振荡 15s，室温放置 2~3min。

（4）4℃、12000r/min 离心 20min，样品分成三层：红色有机相，中间层和上层无色水相，RNA 主要在水相中，把水相转移到一个无 RNase 的新的离心管中。

（5）在得到的水相溶液中加入等体积异丙醇，颠倒混匀，室温放置 30min。或于 -20℃ 沉淀过夜，效果更佳。

（6）4℃、12000r/min 离心 20min，弃上清。

注：离心前 RNA 沉淀经常是看不见的，离心后在管侧和管底形成胶状沉淀。

（7）加入无 RNase 水配制的 75% 乙醇洗涤沉淀。每使用 1ml 的 RNA 提取试剂加入 1ml 75% 乙醇洗涤沉淀。

（8）4℃、12000r/min 离心 3min，小心吸弃上清，注意不要吸弃 RNA 沉淀。

（9）室温放置 2~3min，晾干。RNA 中加入 30~100μl 无 RNase 的水使之充分溶解，RNA 保存在 -80℃，防止降解，并尽快进行下游的实验。

（10）可采用电泳法进行 RNA 质量的检测。

注：沉淀不要过分干燥，以免难于溶解。

第四节 细胞外液在神经系统疾病临床研究中的应用实例

一、脑脊液应用实例

AD 是最常见的以缓慢出现的认知障碍为主要表现的疾病。阿尔茨海默病的发病机制复杂，包括 Aβ 级联假说、Tau 蛋白的异常磷酸化、钙离子代谢紊乱、自由基损伤、神经递质代谢紊乱、炎症介质、细胞凋亡、维生素缺乏和 *APP/PS1* 基因的缺失等方面，这些机制引起阿尔茨海默病的发生。

脑脊液（CSF）是临床研究 AD 的发生发展最常用的标本。2019 年在 AD 脑脊液的研究中发现：AD 发生前约 20 年 CSF 中的 Aβ42 是低水平，而 Tau 蛋白是高水平。研究发现脑脊液神经元戊聚糖受体可能是 AD 进展的一个候选标志物，但在患者从轻度认知功能障碍（MCI）转为痴呆时不够敏感。研究组包括 28 例轻度认知功能障碍患者（MCI-MCI组）、27例在研究期间进展为AD的MCI患者（MCI-AD组）和28例AD患者。脑脊液神经元戊聚糖受体在0、12、24个月时用酶联免疫吸附法测定。研究中对46名对照者进行基线水平评估。AD患者的基线脑脊液神经元戊聚糖受体低于对照组。6.7% AD组脑脊液神经元五种毒素受体（NPTXR）水平下降，与MCI-MCI组、MCI-AD组相比有显著性差异。脑脊液神经元戊聚糖受体与脑脊液Aβ42无相关性，与脑脊液Aβ40、T-tau、P-tau呈弱相关性。

二、尿液应用实例

巨细胞病毒（CMV）是子宫内最常见的传播病毒，其流行率高达1.5%。对受感染的胎儿具有潜在的衰弱和毁灭性后果，是全世界神经残疾的主要原因。一旦获得，它往往无法被发现，只有10%的感染新生儿显示典型的临床或影像学特征。病毒DNA PCR是指在出生后21d内从唾液或尿液中获得的病毒DNA PCR。由于大多数感染的新生儿最初没有症状，诊断往往被推迟。在无症状组中，异常的常规新生儿听力测试和特征性的产前头颅超声检查结果可能会引起先天性巨细胞病毒（cCMV）的传播。最终目的是促进早期诊断和及时治疗。

通过靶向分析，证明单独尿中8-OHdG水平或8-OHdG/2′-脱氧鸟苷比值可明显区分帕金森病（PD）和对照。此外，尿中8-OHdG水平随着PD的进展而逐渐升高，提示它可能是一个跟踪疾病进展的有用的生物学标志物。此外，利用非靶向代谢谱分析方法，生物吡咯啉（Biopyrrin）被鉴定为散发性帕金森病的新标志物。生物吡咯，胆红素的氧化产物，被认为是氧化应激增加的指标，对帕金森病不同阶段表现出很高的预测能力（AUC = 0.95～0.98）。尿液中含有丰富的代谢产物，在PD的研究中很少采用非靶向性代谢组学进行研究。采用LC-MS和随机森林模型，最近的研究对比了偶发性的PD和对照组的尿液代谢组学，鉴定出一组代谢产物，其在区分帕金森病和对照组方面的准确率超过90%。基于GC-MS和LC-MS技术，另外一个研究发现了18种代谢产物随着PD的进展而进行性地增加。这两项研究都表明，类固醇生成、甘氨酸衍生、色氨酸和苯丙氨酸代谢途径的失调均与PD的发生发展有关。近年来，一种结合原位选择性衍生化和UPLC-MS/MS技术检测尿中多种神经化学物质的方法被开发出来，为筛选有助于PD诊断准确性和追踪预后的潜在生物学标志物提供了一个非常有前途的分析平台。

（韩子萍　钟丽媛　王荣亮　赵芳芳　赵海苹　罗玉敏）

第五章

中枢组织样本的留取方法及应用

第一节　中枢组织样本在临床试验中的重要性

人类的智慧来自于大脑。大脑是人体最重要的器官，同时也是最为复杂的器官。人类的脑组织与其他实验动物的脑组织的结构和功能存在巨大差异，因此，推动神经系统疾病的科学研究，离不开人类神经系统疾病样本的采集。

人脑与其他动物脑组织的发达程度不同、脑容量不同、组织形态不同。第一，发达程度不同：人脑的特点首先是大脑皮层发达，其他动物大脑皮层发展简单，大部分只具备生理功能。第二，脑容量不同：人的相对脑量是最大的，人脑的脑量大约是黑猩猩的3倍，而且在结构上有明显的差别。此外，人脑比黑猩猩脑明显增大的地方是颞叶、顶叶、额叶，顶叶向上向后增大，排挤并覆盖了部分枕叶，导致人的后脑勺更浑圆饱满，颞叶向两侧并向上发展，让脑壳加宽加高，顶叶和颞叶基本是同比例增大的，而最大的变化在于额叶，额叶不仅仅是简单增大，而是以比其他部分更快的速度增大。第三，组织形态不同：人与动物相比其额叶、顶下叶、颞顶枕联合区域，以及颞极区都特别发达，这一点除了可以从这些部位的大脑神经组织在颅骨外观形态上的凸隆情况检视出来外，还可以从连接两半球新皮质的胼胝体的异常粗壮方面看出来。第四，神经系统不同：根据研究发现，人类的大脑比动物的大脑拥有更多的神经元。大脑更大并不意味着神经元更多，这就是为什么虽然大象的大脑比人类更大，却没有人类聪明的原因。人类大脑内的高级神经系统能进行更加特殊的思维活动，包括具象思维和抽象思维。动物只能对直接作用于感觉器官的刺激作出回应，在第一信号系统的范围内活动。而人却可以对于刺激信号作出更深层的反应，在第二信号系统中更加大量的活动。这也是人类的高级智能所在，是其他任何动物都达不到的。人类的大脑与动物的大脑除了大脑皮层的表面积、大脑的质量与体重之比占优势以外，最大的区别是人有第二信号系统，而大脑又有以第二信号为刺激条件的高级神经活动区域，这是人类的高级智能所在，是任何动物都达不到的。

最近，发表在国际权威神经科学杂志《*Cerebral Cortex*》的一项研究，基于人类和猕猴大脑的T1加权图像和弥散加权图像（Diffusion-Weighted Imaging，DWI），分析和比较了两个物种大脑灰质和白质结构的个体间差异，发现人类和猕猴脑结构的个体间差异模式十分相似，且人脑灰质个体间差异与皮层进化扩张显著相关。该研究通过分析人类和猕猴大脑灰质和白质的个体间差异，发现人类大脑和猕猴大脑结构个体间差异的模式高度相似，同时部分脑区表现出物种特异性，且人脑表现出更强的半球偏侧化。该研究还发现人脑结构的个体间差异和皮层进化扩张有关，说明个体差异越大的脑区进化越晚。这些结果表明个体间差异可能是物种比较的一个重要度量，为进化机制的研究提供了新的重要方法。

中枢神经系统包括颅骨内的脑组织和椎管内的脊髓组织。脑组织由大脑、间脑、中脑、脑桥、延脑和小脑6个部分组成。椎管内的脊髓上端与延脑相连。在细胞水平上，中枢神经系统由多种神经细胞组成，包括神经元、星形胶质细胞、小胶质细胞、少突胶质细胞等，它们构成神经网络而发挥生理功能。人类的大脑由1000亿个神经细胞构成。除了神经细胞以外，脑组织中还有复杂的血管网络。大脑内的血管总长度达到16km。虽然大脑的质量只有身体的2%，但却消耗了身体大约17%的能量，20%的氧。清醒时，大脑产生的电量在10~23W之间，足以点亮一个灯泡。中枢神经系统在人体结构和正常的生理功能中均占有重要地位。机体的各系统、组织和器官在中枢神经系统的统一调配下，在时间和空间上协调行动，维持机体内环境的稳定和机体功能的完整。

中枢神经系统发育异常，或遭受缺血、感染、中毒、肿瘤或神经变性等事件侵袭会对机体的正常功能造成巨大的打击，如神经系统发育畸形、脑梗死、脑膜炎、神经胶质瘤和阿尔茨海默病等。因此，中枢神经系统疾病的病理标本对于研究这类疾病的性质、程度等具有重要意义。研究人员对于临床样本所表现出来特征的观察和判断取决于病理标本制作的好坏。

随着医学影像学以及计算机科学的发展应用，越来越多的新技术以及成像方法的出现对传统的组织病理学带来了一定的冲击。医学影像具有无创、快速、准确等优势，其可以把人体的内部组织结构变化以无创且直观的方式呈现在医生眼前，帮助医生分析和诊断，但实质上影像学的变化是病理改变的反应。经典的病理诊断仍然在神经病理学领域发挥着不可替代的作用。病理诊断可以从微观的角度展现细胞、组织在疾病中的变化，提示疾病的病理过程，为研究人员及医生对于疾病的认识提供理论知识的形态学依据。

　　中枢神经系统肿瘤包括神经上皮组织肿瘤、脑膜瘤及其他间叶肿瘤等。胶质瘤作为中枢神经系统内最常见的上皮组织肿瘤，其约占颅内肿瘤的一半。恶性胶质瘤患者预后较差，致残率和死亡率高。组织病理染色有助于明确神经肿瘤的组织来源（如来源于神经元或胶质细胞等）以及肿瘤性质、分级、浸润范围，为手术方案和后续放化疗治疗方案的制定指明了方向，提供可靠的理论依据。同时也可以为研究神经系统肿瘤的发病原因、进展机制奠定基础。现有的肿瘤的组织学诊断，都是在研究脑组织肿瘤的发生部位、形态学、分化程度、异质性大小的基础上进行的分类。另外，在肿瘤的发生发展的机制研究方面，有人通过双重免疫荧光染色的方法，研究Fas-L在人脑肿瘤组织中表达的部位。结果发现在肿瘤细胞未见高表达的Fas-L，而在肿瘤组织血管内皮上发现了高表达的Fas-L，这可能是肿瘤免疫逃避的机制之一。

　　在常见的中枢神经系统感染性疾病中，如感染病毒、细菌、真菌、寄生虫、原核生物（立克次体）等，会导致严重的神经系统损伤以及相关系统的并发症。中枢神经系统在感染某些致病菌后会形成脓肿占位，影像学检查（CT/MRI）只能作为辅助的检查手段，帮助定位病灶的位置，而无法给出明确的诊断依据及治疗方案。感染性疾病的病理标本都有其自身特点，入侵的病原体可以通过病理组织的染色观察加以确定，从而进行有针对性的治疗。中枢神经系统的寄生虫感染在临床中相对少见，容易误诊，活检病理组织可以有效地规避误诊风险。此外对病理组织观察研究还可以提高对中枢神经系统感染性疾病的认识，优化以后的诊疗思路。

　　脑血管疾病具有高发病率、高致残率、高死亡率的特点，其在发达国家的死亡率远高于呼吸系统疾病和肿瘤，是仅次于缺血性心脏病的全球第二大死亡原因。经过多年的研究，科学家们总结提出了包括炎症反应、自由基损伤、凋亡、兴奋性氨基酸毒性等损伤学说。但是，过去几十年中多数研究都是以动物为载体，针对多种靶点所研发的药物在临床试验中并没有达到人们期待的治疗效果。这是由于人类脑组织的病理学研究相对匮乏。临床组织标本的应用可以让研究人员更加直观地了解人类脑组织在脑血管疾病中的微观变化，为临床治疗药物的研发提供平台。已有的脑血管病变与认知功能关系的病理学研究大多探究梗死与认知水平的关系，而对其他脑血管病变缺乏关注。同时，脑血管病理学研究大多停留在有或无的定性描述阶段，缺乏定量研究，对疾病的诊断和进展的判断不够准确。近期，通过对中国医学科学院北京协和医学院人脑组织库中的研究发现，血管病理分期可能与临床认知损害存在相关性，ECog总分及各项评分随腔隙性梗死、小动脉硬化、血管周围细胞增多、血管周围间隙增大严重程度的增加而上升。利用深度卷积网络可识别血管周围间隙增大，准确率较高。目前临床诊断血管性痴呆敏感度低，凸显病理诊断血管性痴呆重要性。以上研究说明多种脑血管病理改变可能影响临床认知水平，而脑血管病理改变合并AD病理改变时可加重认知损伤。此外，病理切片染色在动脉粥样硬化、颅内动脉瘤、脑血管畸形、淀粉样脑血管病等疾病中病理切片染色同样具有重要的诊断意义。如在脑血管畸形中可以借助弹力纤维染色来区分病变的血管是动脉还是静脉，为后续治疗提供支持。

在细胞水平，神经系统疾病的共同特点之一是选择性破坏一个或多个系统的神经元，表现为神经元不同程度脱失和胶质细胞增生，神经元和神经胶质细胞内包涵体形成。一些包涵体被视为某些神经变性疾病的特征性标志物，如阿尔茨海默病脑组织中神经纤维缠结等。此外，通过对中枢神经系统组织样本中生物学标志物的鉴别，可以帮助医生和研究人员了解更多与癌症相关的生物学标志物，帮助疾病诊断和改善治疗策略，提高治疗成功率，改善患者预后。

在此章节中将对脑组织的病理组织留存及细胞培养方法进行介绍。

第二节　脑组织

脑组织位于颅腔内，表面覆盖有软脑膜，内含小血管，软脑膜为薄层结缔组织。脑组织由大脑（端脑、间脑）、中脑、脑桥、延脑和小脑几部分组成。中脑、脑桥、延脑合称为脑干。中枢神经系统中，神经元胞体集中的结构称为灰质（脑组织中为大脑皮层），不含神经元胞体只有神经纤维的结构称为白质（皮层深部）。在白质内的灰质称为神经核（基底核），其中主要为纹状体（豆状核和尾状核）。脑组织表面凹凸不平，凹处称为沟，沟之间隆起的脑组织称为脑回。大脑被纵裂分为左右半球，纵裂的最下部为胼胝体，将左右半球连在一起。大脑表面被中央沟、大脑外侧裂、顶枕裂、距状裂分割为额叶、颞叶、枕叶、顶叶和脑岛5个部分。大脑半球内的腔室称为侧脑室，其与位于间脑的第三脑室以及小脑、延脑和脑桥间的第四脑室相连，其中充满由脉络丛上皮细胞分泌的脑脊液。脑脊液在脑室、脊髓、蛛网膜下腔和血管周围循环流动。

大脑皮层中的神经细胞分6层排列，由外至内分别为分子层（水平细胞、星形细胞为主）、外颗粒细胞层（星形细胞、小锥体细胞）、外锥体细胞层（中、小锥体细胞）、内颗粒细胞层（星形细胞）、内锥体细胞层（大、中形锥体细胞）和多形细胞层（梭形细胞为主，少量锥体细胞和颗粒细胞）。此分层结构在大脑皮层的不同脑区略有差异。大脑皮层的分子层、外颗粒细胞层、外锥体细胞层、内颗粒细胞层主要接受外周传入中枢神经系统的信息。皮质中的颗粒细胞负责与各层细胞构成神经环路，对信息进行整合分析并由内颗粒细胞层和多形细胞层负责投射传出产生反应。大脑的主要功能包括运动功能、感觉功能（视觉、嗅觉、听觉、味觉）、语言功能、情绪（喜、怒、哀、乐）等高级功能。纹状体的功能主要是维持躯体的一定姿势，协调肌肉运动。

大脑横裂之后为小脑，其占全脑质量约10%，富含神经元，其神经元含量超过全脑总数的一半。小脑从结构上分为中间的小脑蚓和两侧的小脑半球。小脑可分为皮质和髓质两层，其中皮质中的神经细胞分3层排列，由外至内分别为分子层（星形细胞、篮状细胞），浦肯野细胞层（也称为梨状细胞层）和颗粒细胞层（颗粒细胞、高尔基细胞）。从功能上可分为前庭小脑（维持平衡）、脊髓小脑（控制和协调肌肉）和大脑小脑（控制运动起始和协调）。小脑的主要功能是调节躯体平衡、调节肌肉紧张、协调随意运动等。小脑损伤会出现共济失调、协同障碍、眼球震颤等神经症状。

脑干位于脊髓和间脑之间，自上而下分为间脑、脑桥和延脑三个部分，呈不规则的柱状。脑干是脑组织与脊髓连接的重要通路，主要由上、下行的神经传导束和脑干发出的神经纤维组成。脑干的灰质不像大脑皮层一样连接成片，而是成块状，称为神经核。

中脑是整个脑组织的中间位置，其为视觉和听觉的反射中枢，相关组织和肌肉受中脑控制。

脑桥是中脑与延脑之间的连接部分。可在小脑两半球间传递神经冲动，调节身体两侧的肌肉功能，调节睡眠。

延脑位于脑桥与延髓之间，其主要控制心跳、呼吸、吞咽、排泄等重要生理功能。

一、脑组织冻存样本

脑组织取材分为组织学染色样本取材、分子生物学检测样本取材。组织学染色可以观察脑组织形态的变化，通过免疫荧光和免疫组织化学染色检测蛋白抗原的变化，通过原位杂交检测RNA水平的变化。分子生物学检测收集的样本，要尽量在短时间内使用，即使冻存在−80℃冰箱里，也不宜超过3个月。如果保存时间比较久，有条件最好冻存在液氮中。

【实验设备】

液氮罐、–80℃低温冰箱、保温杯（保温瓶）、恒温箱、冰冻切片机。

【实验耗材】

铝箔纸、无菌纱布、闪烁瓶盖（或比脑组织标本块稍大的模具）、长镊子、康宁冻存管。

【实验试剂】

异戊烷（或乙醇、丙酮）、OCT包埋剂（或甲基纤维素胶）、液氮、生理盐水（或PBS）、伊红染液。

【实验步骤】

▲冰冻切片脑组织冻存

冰冻切片是一种在低温条件下使组织快速冷冻到一定的硬度，再进行切片的一种方法。制作过程较石蜡切片快捷、简便，因而多应用于手术中的快速病理诊断。

（1）准备：将铝箔纸放入闪烁瓶盖（或相应模具），制作成有底的圆筒状。打开恒温冰冻切片机预冷，冷箱温度设置为–20℃，速冻台温度设置为–40℃。无菌纱布用生理盐水浸湿备用。

（2）取材：使用锋利刀具或其他工具取材，避免使用钝刀、有齿镊等易在取材过程中造成组织块变形或损坏的工具。夹取及切割脑组织时应轻柔，否则会对组织块造成挤压，破坏组织结构。组织块不宜过小，可根据实际情况进行取材，厚度一般在0.5cm左右。取材后放在用生理盐水浸湿的纱布上观察，如表面沾有血液，可用生理盐水将血迹冲洗干净。如果脑组织块较小，可在取材时将组织块用伊红染色，以免在包埋后不易找到。

（3）固定（为选做步骤）：由于细胞的主要组成成分为糖类、脂质和蛋白质。因此应根据研究目的的不同及后续实验的方向选择相应的固定液和固定方法。如根据染色方法的需要，根据所要观察的细胞的不同，根据细胞表面抗原的特性等选用相应的固定液和固定方法。最常用的固定液为4%甲醛固定液，使用市售的40%甲醛溶液与水按照1∶9进行稀释。亦可使用多聚甲醛固定液（配方将在下一节叙述）。使用pH计测量固定液pH值，使其呈中性或弱碱性。根据所取脑组织块的大小确定固定时间，一般固定24h左右，小块组织固定时间较大块组织时间可适当缩短。环境温度较低时，固定时间应适当予以延长。固定液应至少为组织块体积的4~5倍，可根据实际情况适当增加。脑组织取出并清理后应及时沉入固定液中浸泡。

（4）速冻：将10ml异戊烷倒入50ml离心管中（根据组织块大小调整）。将离心管放入液氮中预冷10s后取出。迅速将脑组织块放入预冷后的异戊烷中，将离心管再次浸入液氮10s。取出后，异戊烷中的脑组织块变白变硬。将脑组织块用长镊子小心地从异戊烷中夹出，放在冰冻切片机速冻台上等待下一步操作。由于脑组织含水量较多，不可将脑组织直接置于–20℃/–30℃冰箱中缓慢冷冻，否则脑组织内的水分会形成冰晶造成组织结构破坏。

（5）包埋：将铝箔纸做成的圆筒底部倒入少许包埋剂，放到冰冻切片机速冻台上。将脑组织块放入铝箔圆筒中，再次滴加包埋剂将组织块完全浸没（包埋时注意记录包埋方向，以方便后期切片染色观察，包埋剂不宜过多）。待铝箔圆筒内的包埋剂完全冻住后，将铝箔纸包好，并在表面进行编号。随后将包埋后的组织块放入液氮罐或–70℃低温冰箱中保存。此方法可保存组织数月至数年时间。如果短期内要对组织进行切片，可将包埋后的脑组织暂时储存于–20℃/–30℃冰箱。包埋后的组织应放置在密封的容器内，以免组织失水给后续切片染色造成不必要的麻烦。

▲蛋白质样本冻存

在手术前准备液氮（如无液氮，可准备碎冰冰盒）、康宁冻存管等耗材。按照脑组织冰冻切片样品取材方法取材，在用盐水清除血迹并修剪去掉多余组织后，用铝箔纸包好并在锡纸上标记患者姓名及编号，放入康宁冻存管或相应大小的冻存管中。冻存管外壁标记要求与铝箔纸相同。将冻存管放入液氮中冻存（或插入碎冰中），待组织收齐后转入–70℃低温冰箱或在液氮罐中长期储存。

▲RNA样本冻存

RNA样本的留存方式，与蛋白质样本基本相同，但需要注意的是，RNA更容易降解，因此，准备的所有冲洗脑组织的液体、接触样本的容器，均要经过预处理，使液体、容器达到无RNA酶的程度。

▲脑微血管分离方法

取大脑组织，在梗死区切2mm组织切片；轻轻去除脑膜，收集皮质和皮质下组织；将组织剪碎成1mm的块状，用匀浆器在3ml冰PBS溶液中匀浆（细研磨棒30下，粗研磨棒25下）；于4℃、$3500 \times g$离心10min，用3ml PBS溶液重悬；用40μm的滤网过滤组织上清液，用PBS溶液洗网3次（过滤需要提供负压）；在滤网上得到微血管，用PBS溶液悬浮至离心管中；于4℃、$3500 \times g$离心10min使微血管沉淀；沉淀物溶于15%葡聚糖T–500中，于$25000 \times g$离心10min；再将沉淀物溶于20%葡聚糖T–500中，于$25000 \times g$离心10min，收集沉淀即微血管。

二、脑组织切片样本

石蜡切片是组织学常规制片技术中最为广泛应用的一种方法。石蜡切片不仅用于观察正常细胞组织的形态结构，也是病理学和法医学等学科用以研究、观察及判断细胞组织的形态变化的主要方法，而且也已相当广泛地用于其他许多学科领域的研究中。可以进行免疫组织化学染色、免疫荧光染色，观察各种神经细胞的形态、蛋白质、RNA在不同脑区的分布、在不同神经细胞的分布，以及表达量的变化。

【实验设备】

Tissue-TekBOLI、玻璃缸、通风橱、磁力搅拌器、pH计。

【实验耗材】

组织包埋盒。

【实验试剂】

多聚甲醛、PBS溶液、NaOH、乙醇（70%~95%）、无水乙醇、二甲苯、液体石蜡、硫酸铜。

【实验步骤】

（1）固定液配制：4%多聚甲醛溶液是一种常见的用于固定免疫组织化学的样品的试剂。称取40g多聚甲醛粉末，加入到800ml 0.1mol/L的PBS溶液中，放在通风橱中，在磁力搅拌器上搅拌（加热可使多聚甲醛溶解速度变快）。待多聚甲醛粉末完全溶解后（液体变透明），定容至1000ml。pH计测量多聚甲醛溶液的pH值，根据所测数值，将固定液pH值调至7.3，备用。

（2）取材：按照"脑组织冻存样本"方法取材。

（3）固定：将取材并清理后的脑组织完全浸入多聚甲醛溶液中，溶液体积应为脑组织体积的4~5倍，固定液可多于此量。在固定液中浸泡24h后，全部液体更换为新固定液。4%多聚甲醛固定液可用于长期储存组织至石蜡包埋步骤。

（4）梯度脱水：由于组织经过多聚甲醛溶液固定后含有大量的水分，当时在用石蜡浸蜡和包埋过程中，石蜡与水不能混合，因此在浸蜡和包埋前需要对脑组织进行脱水处理。乙醇作为常用的脱水剂，使用体积分数从低到高的乙醇可以起到安全的脱水作用。按照表5-1中乙醇体积分数的顺序进行脱水。

表5-1　乙醇体积分数梯度洗脱程序表

乙醇体积分数	70%	75%	80%	85%	90%	95%	无水乙醇Ⅰ	无水乙醇Ⅱ
时间	3h	3h	3h	3h	3h	3h	40min	40min

（5）需要在无水乙醇中加入硫酸铜作为指示剂，由于硫酸铜遇水变成蓝色，可以很好地显示无水乙醇中是否含有水分。

（6）透明：指组织块中的水分被透明剂代替，使脑组织变透亮，因此得名。该步骤的主要目的是使液体石蜡能够渗透进脑组织中。常用的透明剂为二甲苯，由于其对于组织有很强的收缩作用，容易使组织变脆，因此使用二甲苯透明时间不宜过长。一般使用两瓶二甲苯，分别在二甲苯Ⅰ中浸40min，二甲苯Ⅱ中浸50min即可。

（7）浸蜡：液体石蜡（63℃）30min，液体石蜡（63℃）90min，液体石蜡（63℃）2h，液体石蜡（63℃）2h。

（8）包埋：将石蜡加热至63℃融化，后过滤掉其中的杂质，以免影响包埋效果。将过滤后的石蜡倒入包埋框中。将长镊子放在融化后的石蜡中，使镊子与石蜡温度相同。用加温后的镊子将浸蜡中的脑组织块小心夹入包埋框中，应注意组织的包埋方向并予以记录。包埋完成后，静置一会儿使蜡液稍微凝固，随后放入冰箱中继续在低温中凝固成型，等待下一步操作。

现如今，组织脱水、透明、浸蜡和包埋的过程可完全由机器自主完成，极大地降低了技术人员的劳动强度及劳动损伤。如美国樱花公司的Tissue-Tek切片包埋机，从梯度脱水至浸蜡包埋可完全由机器自主完成，此机器可一批次完成300块或更多的组织样品的处理，极大地减少了人力消耗。

第三节 脑组织活细胞样本

如前面章节所叙述的人脑拥有着复杂的结构和功能，在细胞水平上，脑组织也是由多种细胞组成的一个复杂的组织。正是由于其复杂的结构和细胞组成，到目前为止在临床上还没有成功的神经保护药品。鉴于脑组织的复杂程度，而细胞作为脑组织的基本结构和功能单位，对脑组织细胞的培养和研究可以提高人们对脑组织正常功能和疾病的认识。

神经元具有多种多样的形态结构，但其具有的共同特征为拥有胞体和突起两部分，突起又分为轴突和树突两种。树突的特点是短且分枝多，而轴突每个神经元只有一条。神经元具有接受刺激并且产生、传导冲动的功能，因此其主要功能就是接受机体内外传递到中枢神经系统的各种信号并对其进行传导和整合，从而控制整个机体的功能。

脑组织中的胶质细胞主要包括星形胶质细胞、小胶质细胞和少突胶质细胞等。胶质细胞是中枢神经系统的支持细胞，主要起对神经元的支持、营养和保护的作用，对神经系统的活动同样起着十分重要的作用，并且胶质细胞在中枢神经系统中的数量远远多于神经元。最近的研究显示，星形胶质细胞在神经损伤后的修复过程中起着十分重要的作用，其分泌的多种神经递质参与着神经系统多种疾病的病理变化过程。而小胶质细胞在中枢神经系统中的免疫作用也日趋受到重视，其作为定居在中枢神经系统的免疫细胞，在多种神经退行性疾病（如阿尔茨海默病、帕金森病等）过程，尤其是炎症反应中发挥着关键性作用。少突胶质细胞在中枢神经系统髓鞘的形成中发挥着重要的作用。

目前，科学家们对于人类脑组织神经干细胞、神经元、胶质细胞等都有成功的培养方案。研究人员可以通过使用细胞制作病理模型，比较正常脑组织和疾病状态下脑组织中细胞的不同而研究疾病的相关机制。

【实验设备】

CO_2恒温培养箱、超净工作台、低速离心机、高速低温离心机、倒置显微镜、免疫磁珠细胞分选仪。

【实验耗材】

75μm孔径滤网、100μm孔径滤网、50ml离心管、培养瓶、巴斯德管、细胞计数板、计数器（图5-1）、培养皿（图5-2）、48孔板（图5-3）。

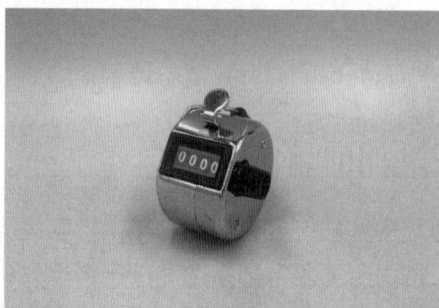

图5-1　计数器

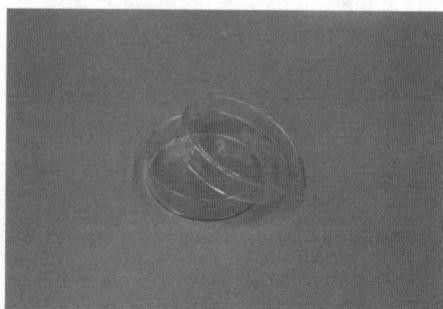

图5-2　培养皿

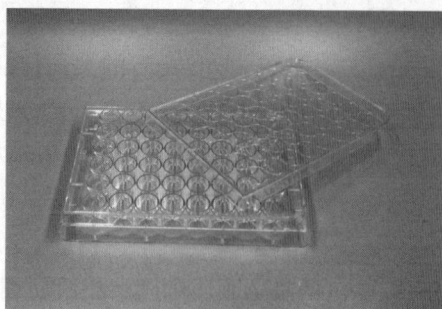

图5-3　48孔板

【实验试剂】

DMEM/F12、高糖DMEM、胎牛血清、碱性成纤维细胞生长因子、表皮生长因

子、脑源性神经营养因子、视黄酸、青霉素、链霉素、谷氨酰胺、2% B27、0.25%
胰蛋白酶、75%乙醇、杜氏磷酸盐缓冲液（DPBS）、Hank's平衡盐缓冲液（HBSS）、
Triton X-100、Sox2、DNaseⅠ、Percoll、EDTA。

【实验步骤】

▲神经干细胞的培养

完全培养液：DMEM/F12、20ng/ml表皮生长因子、2mmol/L谷氨酰胺、2% B27、
1%双抗。

（1）取16~20周自然流产胎儿，乙醇喷淋消毒灭菌，在超净台中无菌操作取
出脑组织纹状体放入盛有DPBS溶液的培养皿中漂洗。

（2）用无菌剪刀将脑组织剪碎成1mm³左右的小块，用1ml加样枪轻轻吹打数
次，随后用75μm孔径的滤网过滤，分离组织团块，制成单细胞悬液。

（3）于1000r/min常温离心5~10min，用少量完全培养液重悬细胞。

（4）吸取重悬后的细胞悬液10μl加入细胞计数板，在显微镜下计数，按
$1×10^6$个细胞/ml的密度接种于培养皿中，放入5% CO_2 37℃恒温培养箱，每3d进
行一次半换液，显微镜下观察细胞生长状态。

（5）5~7d后收集神经球，0.25%胰蛋白酶加入等体积DPBS溶液于培养箱中消
化神经球15min，HBSS液洗1遍，于1000r/min常温离心5min，弃上清。

（6）加入含胎牛血清的完全培养液终止消化，用巴斯德管吹打重悬后，吸取
10μl计数，按照$1×10^4$个细胞/ml的密度接种于培养皿中，放入培养箱中培养，隔
日进行一次半换液，显微镜下观察细胞生长状态及密度，5~7d传代1次。

（7）取培养的神经球接种于包被了多聚赖氨酸的孔板中，加入完全培养基放
入培养箱中培养12h后，吸去培养液，4%多聚甲醛固定20min后，用DPBS溶液吸
一遍，加入0.3% Triton X-100培养45min，加入3%山羊血清封闭40min后用Sox2
（1：100）鉴定神经干细胞。4℃孵育过夜后，选用与一抗相关的荧光二抗室温孵
育2h，荧光显微镜下观察拍照，对培养的神经干细胞进行鉴定。有文献报道此方
法可得到90%以上的神经球表达Sox2。

▲神经元的培养

完全培养液：Neurobasal培养液、1% B27、5ng/ml成纤维细胞生长因子、50ng/ml
神经生长因子、10ng/ml脑源性神经营养因子、10ng/ml表皮生长因子、100nmol/ml
视黄酸。注意：完全培养液中不加入对神经元有毒性的抗生素、谷氨酸盐或天门
冬氨酸盐等。

（1）用无菌剪刀将脑组织剪碎成1mm³的小块，用1ml加样枪轻轻吹打数次，

加入木瓜蛋白酶消化，20~30min后，用完全培养基终止消化，随后用75μm孔径的滤网过滤，分离组织团块，制成单细胞悬液。

（2）150×g常温离心5~10min，用少量完全培养液重悬细胞。

（3）随后通过神经元表面的神经节苷脂与破伤风毒素C片段的结合来纯化神经元。细胞与anti-TTC的小鼠IgG反应，随后被免疫磁珠分离。

（4）磁珠包被上重组DNA链霉亲和素，其结合生物素化的山羊抗小鼠免疫球蛋白后选择绑定细胞并通过磁珠集中器，随后使用DNase I分离细胞与磁珠。

（5）纯化后的细胞接种到完全培养液中，置于培养箱中培养。

▲胶质细胞的培养

完全培养液：DMEM/HAMF10(1∶1)、10%胎牛血清、1%双抗。

（1）将取出的脑组织放入Dulbecco改良培养基［DMEM/HAMF10（1∶1），庆大霉素50μg/ml］，4℃保存。

（2）在超净台上，无菌将脑膜去除，将脑组织剪碎成约1mm³的小块。

（3）用1ml加样枪轻轻吹打数次，随后用75μm孔径的滤网过滤，分离组织团块，制成单细胞悬液。150×g常温离心5~10min。

（4）使用含有2.5mg/ml胰蛋白酶、0.2mg/ml EDTA、1mg/ml葡萄糖、0.1mg/ml DNase I 的HBSS溶液重悬，并于37℃孵育20min。

（5）用完全培养液终止消化，并洗一遍。为了避免其他细胞污染，细胞悬液按照0.5g湿重组织加入10ml完全培养液的比例接种到培养瓶中，并在培养箱中培养2h。此步骤可使单核细胞、巨噬细胞等黏附在瓶底。

（6）2h后吸取上层细胞液10ml接种到包被多聚赖氨酸的T75培养瓶中。

（7）培养箱中培养48h后，换一次全液。此后定期在显微镜下观察细胞状态及密度，每5~7d更换一次全液。

（8）此时的胶质细胞为混合胶质细胞，包括星形胶质细胞、小胶质细胞、少突胶质细胞，可以选用摇床法、磁珠分选法等进行细胞纯化。实验时尽量使用代次相同的细胞进行。

▲小胶质细胞的培养

完全培养基：高糖DMEM、10%胎牛血清、双抗、谷氨酰胺。

（1）无菌取出脑组织，尽快放入无菌的冰冷HBSS液中。将脑组织用灭菌后的剪刀剪碎成组织块。

（2）用1ml加样枪吹吸后，加入0.125%胰蛋白酶和20μg/ml DNase至HBSS液中，于37℃孵育0.5~1h。

（3）加入胎牛血清终止消化后过100μm筛，过滤掉组织块。$150 \times g$离心，弃上清后用HBSS液重悬。细胞悬液加入30% Percoll / $10 \times$ HBSS，在高速低温离心机中以$25000 \times g$离心，温度控制在20℃，并形成梯度。

（4）活细胞层在含有髓磷脂的上层和红细胞的下层之间形成一个宽带。小心将活细胞层液体吸入至50ml离心管中，$150 \times g$离心10min沉降细胞，弃上清，并用HBSS液洗两遍。第三次洗细胞在加入了10%胎牛血清、谷氨酰胺和双抗的高糖DMEM（完全培养液）中进行。

（5）用完全培养基重悬后计数并铺板，密度为5×10^6个细胞/ml，在恒温培养箱中培养。此时的细胞中包含多种胶质细胞如星形胶质细胞、小胶质细胞、少突胶质细胞和神经元。

（6）每5~7d进行一次半换液。18~24h后，胶质细胞会黏附在平皿表面，其他细胞仍然悬浮在培养液中，可以在此时通过更换培养液进行纯化。

（7）培养14d后，可以通过将培养瓶放入摇床200r/min摇4~6h，将小胶质细胞与星形胶质细胞分离、纯化。

（8）有文献报道，此方法接种的混合细胞中最初约54%为小胶质细胞，30%为星形胶质细胞，16%为少突胶质细胞，也可以通过多次传代接种进行细胞纯化。

（9）也可在胶质细胞培养方法的基础上结合摇床法或磁珠分选法等进行细胞纯化。

▲少突胶质细胞的培养

培养液及试剂：人工脑脊液（125mmol/L NaCl、2.5mmol/L KCl、1mmol/L $MgCl_2$、1mmol/L $CaCl_2$、1.25mmol/L NaH_2PO_4、25mmol/L $NaHCO_3$、25mmol/L D-葡萄糖），木瓜蛋白酶，DNA酶，胰蛋白酶抑制剂，Eagle培养基/营养混合物F-12，0.05%胰蛋白酶/EDTA，OPC培养基（在Neurobasic-A培养基中添加2%的B27补充剂、20 ng/ml bFGF、1%青霉素/链霉素、5μg/mL肝素和2mmol/L L-谷氨酰胺）。

（1）在人工脑脊液中收集人脑组织后2h内，将其运送至实验室，加入95%氧气和5%二氧化碳。

（2）在立体定向解剖显微镜下，使用显微手术刀片在人工脑脊液中解剖组织样本。为了获得单细胞悬浮液，将组织样品进一步切成小块（<1mm³），并放置在一个6cm的培养皿中，该培养皿中含有预热的木瓜蛋白酶和DNA酶溶液，该溶液在Earl's平衡盐溶液中新鲜稀释。

（3）在37℃条件下培养1h后，组织于$220 \times g$离心1min，以去除木瓜蛋白酶/DNA酶上清液，用胰蛋白酶抑制剂储备溶液清洗，再于$220 \times g$离心10min后，在

Eagle培养基/营养混合物F-12中再悬浮，通过移液器吹吸约10次，将组织进一步轻轻研磨成单细胞悬浮液。

（4）然后将细胞悬浮液添加到预先涂有细胞类型特异性抗体（PDGFRA）的培养皿中，并在37℃条件下分别培养0.5~1h。

（5）将未结合的细胞移除，而带有结合细胞的培养皿用DPBS溶液冲洗10次，以洗掉松散结合的污染细胞类型。用0.05%胰蛋白酶/EDTA消化结合细胞，于$220 \times g$离心15min，并在相应培养基中重新悬浮。

（6）将人少突胶质前体细胞（OPC）以4×10^4个细胞/cm²的密度接种到烧瓶中，并在OPC培养基中培养繁殖。

（7）每3d取出三分之二的培养基，用新鲜的OPC培养基替换。在增殖7~10d后，OPC达到80%~90%的融合度。用移液管轻轻地将其吹入烧瓶中。

（8）为了进行分化，将OPC以4×10^4个细胞/cm²的密度接种在PDL/层粘连蛋白涂层的微孔板上，并在OPC分化培养基中培养。每2~3d用新鲜培养基替换三分之二的培养基。细胞培养14~21d。

▲脑微血管内皮细胞的培养

培养液及试剂：微血管内皮细胞培养基-2（EGM-2），由EBM-2培养基、VEGF、IGF-1、EGF、bFGF、氢化可的松、抗坏血酸、嘌呤霉素、庆大霉素和2.5%FBS组成，Ⅰ型胶原酶、DNaseⅠ酶。

（1）将脑组织从脑膜和表面血管中分离出来，并通过胶原酶/dispase（1mg/ml）中的酶消化进行精细切割和分散，DNaseⅠ（20U/ml）和对甲苯磺酰赖氨酰氯甲基酮溶液（0.15μg/ml）在37℃、无钙、无镁的HBSS溶液中放置1h。

（2）在25% BSA中密度依赖离心分离微血管片段与其他材料和单个细胞。

（3）在37℃胶原酶溶液中，对颗粒化的微血管部分进行二次消化2h。

（4）然后将微血管片段悬浮液在预先形成的50% Percoll梯度上离心，并将微血管片段洗涤并放到含有Ⅰ型胶原涂层、FBS和生长补充剂的EGM-2生长培养基中的组织培养瓶上。

（5）为了消除对嘌呤霉素细胞毒性敏感的表达低水平P-糖蛋白的非内皮细胞，在分离后的前3d将嘌呤霉素（2μg/ml）添加到培养基中。

（6）根据形态学标准和内皮特异性标记物的表达，产生95%以上的纯内皮培养物。

（7）培养物置于5%二氧化碳、37℃环境中，每3d更换一次EGM-2培养基，直到细胞达到50%融合度，用于慢病毒转导或RT-PCR等实验分析。

第四节 脑血管动脉粥样硬化斑块组织样市

脑血管动脉粥样硬化是指机体患有脂质代谢障碍，脑血管从内膜开始病变，血管内膜功能受损，出现脂质和复合糖类积聚，出血及血栓形成，纤维组织增生及钙质沉着，并有动脉的中膜层逐渐蜕变和钙化，导致动脉壁增厚变硬，血管腔狭窄。病变常累及大中畸形动脉，一旦发展到足以阻塞动脉腔，则该动脉所供应的组织和器官将缺血和坏死，由于在动脉内膜积聚的脂质外观呈黄色粥样，因此称为脑血管动脉粥样硬化。动脉粥样硬化是一种古老的疾病，从人类认识动脉粥样硬化并对其发病机制进行相关研究已有100余年的历史。随着社会的发展和生活水平的提高，动脉粥样硬化疾病导致的死亡迅速增多。动脉粥样硬化是一种缓慢进展性疾病，病程长达几年甚至几十年，其间大部分时间内患者可能没有临床症状，粥样硬化斑块形成后动脉壁结构重塑，管壁首先外向扩张而管腔可以不出现狭窄，但如果斑块进展超过了一定程度则出现内向生长和管腔的狭窄。粥样斑块的扩大虽然缓慢，但并不是一个连续的过程，而是呈跳跃式地发展，一段静止期之后，在某些因素的作用下可突然进展扩大，如此反复。根据血管狭窄的位置，脑血管动脉粥样硬化可以分为两个亚组，即颅外动脉狭窄（EC）及颅内动脉狭窄（IC）。颅内动脉狭窄又可分为颅内椎动脉、基底动脉、大脑中动脉（MCAs）、大脑前动脉（ACAs）及大脑后动脉（PCAs）的狭窄；而颅外动脉狭窄又可分为颈内动脉、颅外椎动脉的狭窄。关于斑块组织形成机制的研究方面有几个重要学说，从不同层面反映了动脉粥样硬化的发病基础。

1.脂质浸润学说

动脉粥样硬化脂质浸润学说的提出是因为研究者看到斑块中的脂质沉积，认为这是血液中脂质水平增高而渗透到血管壁内所致。当机体患有脂质代谢障碍，血液循环中的脂质颗粒与内膜下蛋白多糖结合并有聚集的倾向，有研究表明发生脂质颗粒蓄积的部位与随后发生动脉粥样硬化的部位是一致的。血液循环中的单核细胞在脂质聚集的部位黏附、迁移转化为具有吞噬功能的巨噬细胞，巨噬细胞通过清道夫受体识别并吞噬大量脂质转化为泡沫细胞，大量的泡沫细胞沉积在动脉内皮，最终发展成典型的粥样斑块。血液中脂质水平是可以干预的最重要的危险因素，如果降低血低密度脂蛋白（LDL）浓度，减少LDL等脂质颗粒在内皮下的沉积，则动脉粥样硬化病变可以控制进展。他汀类药物临床试验研究中，LDL水平与冠心病事件的直线呈正相关，支持脂质浸润学说。

2.损伤-反应学说

多种因素（包括化学的、免疫的、病原生物的、血流动力学等）刺激动脉内皮细胞是始动原因，这些刺激使动脉血管内膜的平滑性和完整性受到破坏，造成内皮细胞发生功能性（如通透性和分泌功能等）和器质性（剥脱）的改变和再修复，血小板和白细胞黏附内壁，通透性升高后，LDL、白细胞等渗透至管壁下，并分泌释放多种细胞因子，刺激形成淋巴细胞和炎症效应，刺激形成巨噬细胞及变成泡沫细胞，激活内皮细胞和中层平滑肌细胞。平滑肌细胞主要分布在动脉的中层，通过一层弹力板与内膜隔开，平时也有少量平滑肌细胞分布在内膜，但粥样硬化病变部位的平滑肌细胞主要是从中膜迁移而来，从中膜迁移至内膜的平滑肌细胞聚集在泡沫细胞周围，在血小板衍生因子（PDGF）以及转化生长因子（TGF-β）等刺激下，产生由细胞外基质成分胶原纤维和弹力纤维组成的纤维帽，形成典型的粥样硬化斑块。高血压、高血脂、糖尿病、肥胖、吸烟等是动脉内皮功能损伤最重要的危险因素，如果采取降血压、降血脂、降血糖、减肥、戒烟等措施，控制动脉内皮细胞损伤因素，则动脉粥样硬化病变可以控制进展。在高血压、高血脂、体重指数、吸烟等的流行病学研究中，Endo-PAT指数值（RHI）与多种心血管危险因素之间存在明显负相关，支持血管内皮损伤反应学说。

3.血栓形成和血小板聚集学说

血栓形成学说认为粥样硬化斑块形成开始于局部凝血机制亢进，动脉内膜表面血栓形成以后，血栓被增生的内皮细胞所覆盖而并入动脉壁，血栓中的血小板和白细胞崩解释放出脂质和其他活性物质；血小板聚集学说认为本病开始于动脉内膜损伤，血小板活化因子（PAF）增多，血小板在该处黏附继而聚集，随后发生纤维蛋白沉积，形成微血栓，血小板聚集后释放出一些活性物质；而后这些物质使内皮细胞进一步损伤，使单核细胞聚集于内膜，发展成为泡沫细胞，进而平滑肌细胞增生，移入内膜，促进斑块组织的形成。近年研究表明，斑块是缓慢形成的，出现血栓则在中后期，现已不支持血栓形成学说。

4.平滑肌细胞克隆学说

平滑肌细胞克隆学说也称单元性繁殖学说，认为动脉粥样硬化每个斑块是由一个中膜平滑肌细胞突变产生子代细胞迁移入内膜，分裂增殖演变而成，这个细胞是以后增生成许多细胞的始祖。在一些因子如血小板源生长因子、内皮细胞源生长因子、单核细胞源生长因子，可能还有病毒的作用下不断增殖并吞噬脂质，诱发平滑肌细胞突变，因而类似于良性肿瘤，并形成动脉粥样硬化斑块。目前研究发现，培养粥样斑块内的平滑肌细胞，未显示出其像肿瘤一样无限增殖特性。

同时，新生内膜中的平滑肌细胞，在其表型和基因表达方面都不同于中膜平滑肌细胞，可能来源于骨髓、血管外膜、血管内皮、骨骼肌和外周血单核细胞等，所以这些研究结果并不支持平滑肌细胞克隆学说。

粥样硬化斑块破裂是引起心脑血管疾病的重要原因，斑块破裂与其不稳定性相关。研究表明斑块的稳定性并不是一成不变的，在一定因素作用下稳定斑块会向对人体危害更加严重的不稳定斑块转化。粥样硬化斑块形成后大部分属于稳定的斑块，也叫做硬斑块，患者早期往往没有明显的症状。这一类斑块之所以稳定，是因为它们的包膜比较厚而且坚硬，斑块内含有的脂质较少，不容易发生破裂，主要是阻碍血流，影响血液营养周围组织器官。稳定斑块往往从血管内膜受损处逐渐隆起，突入动脉管腔内，并且还会向深部压迫血管的中膜，因此它们会导致血管腔变狭窄，血管壁增厚并且变脆变硬，血管弹性变差，从而阻碍血液在血管中的正常运行，使血液流通不顺畅，血流缓慢，造成相应组织器官的血液供应不足。不稳定斑块又称为易损斑块，这类斑块容易发生破裂，形成血栓，导致心梗、脑梗等严重心脑血管疾病的发生。当斑块内富含有大量坏死的脂质核心、炎症细胞浸润、或者表面纤维帽变薄或断裂、斑块表面血管平滑肌减少、新生血管形成增多，引起纤维组织增生及钙质沉着，并有动脉中层的逐渐蜕变和钙化，动脉壁增厚变硬，血管腔狭窄，最终导致斑块破裂表面继发血栓形成或斑块内成分脱落至远端堵塞相应管径的血栓，引发血管事件的发生。公认的易损斑块的特征包括薄的纤维帽（fibrous cap）、大的脂质坏死核（LRNC）、斑块内出血（IPH）、大量炎症细胞浸润及钙化等，具有这些特征的斑块容易破裂，形成血栓阻塞血管，最终导致心脑血管疾病的发生。

典型的粥样硬化斑块通常包含由脂质和细胞碎片组成的脂质坏死核，可有钙盐沉积和斑块内出血。斑块的表面是包含平滑肌细胞和胶原纤维的纤维帽，覆盖在脂质坏死核的上方，起到稳定斑块的作用。通常情况下，粥样斑块的主要成分包括：①结缔组织，包括胶原纤维、蛋白多糖、纤连蛋白、弹力纤维；②胆固醇结晶、胆固醇酯、磷脂；③细胞成分，如单核细胞来源的巨噬细胞、T淋巴细胞、平滑肌细胞等；④血小板和纤维蛋白构成的血栓。此外，不同的病变时期和不同的病变部位，各斑块成分的比例是不一样的，从而导致了斑块的异质性。病变活动期通常会有巨噬细胞、T细胞和肥大细胞等炎症细胞的浸润和聚集，并分泌细胞因子、蛋白酶、促血栓分子及血管活性因子。因此，动脉斑块组织成分的研究与分析，对动脉粥样硬化导致的心脑血管事件的发生发展研究具有重要意义。

尽管目前对于粥样硬化疾病的病理生理过程的认识有了长足的进步，但是动脉粥样硬化的发病机理尚未完全阐明、斑块具体的破裂机制还不是太清楚，近年研究虽有进展，但仍然是从不同角度通过多种学说或假说来阐述，因此在脑血管疾病研究中对于动脉粥样硬化斑块组织样本的收集具有重要的临床意义。斑块标本的收集关键在于标本质量的控制，这不仅要求材料尽可能新鲜，而且还要有一定的数量和良好的质量，如何做到标本在采集过程中不受到外界的污染以及标本间的交叉污染，如何控制标本离体时间，如何保证标本得到适当的保存和利用等，这些问题都要求临床研究人员具有一定的实际操作经验。本节主要介绍动脉粥样硬化斑块组织的冻存以及留取切片样本方法，为临床医生实际操作提供指导。

一、斑块组织冻存样本的保存

【实验设备】

恒温水浴箱、4℃冰箱、−20℃冰箱、−80℃冰箱、25L液氮罐、电子pH计、显微镜、超净工作台。

【实验耗材】

一次性手术刀片、镊子、眼科剪、消毒棉签、5ml冻存管、一次性医用橡胶手套、玻璃培养皿。

【实验试剂】

75%乙醇、生理盐水、胎牛血清、二甲基亚砜、青霉素、链霉素、Hank's平衡盐溶液。

【实验步骤】

（1）术中动脉粥样硬化斑块标本离体后应立即（尸检标本应争取在死亡后尽可能短的时间内）用无菌生理盐水或已加入双抗（青霉素100µg/ml、链霉素100µg/ml）的Hank's平衡盐溶液中冲洗，用混合液反复冲洗斑块组织并利用无菌手术刀片去除坏死组织冲洗3~5次后，放入盛有无菌缓冲液的容器中，冰上（2~8℃）保存的条件下2h内运送到实验室进行后续处理。

（2）在无菌环境中（超净台或生物安全柜）进行后续操作，取出浸泡在缓冲液中的斑块组织，用新的无菌缓冲液清洗干净组织表面的血液。

（3）将清洗好的斑块组织转入另一盛有75%乙醇的10cm玻璃培养皿中，浸泡3min，浸泡完成后，立即转入一新的盛有缓冲液的无菌培养皿中，用眼科镊震荡清洗干净组织表面残留的乙醇。

（4）清洗完成后，调整斑块组织平铺向上，将组织用眼科剪切取体积大小为0.5cm×0.5cm×0.5cm左右的斑块组织碎块，用缓冲液清洗2~3次后，转移到离心管中，之后加入至少5倍以上组织体积的冻存保护液［可以使用成熟的商业化产品，也可以自行配制：90%胎牛血清（FBS）+10%细胞培养级的二甲基亚砜（DMSO），用滤菌器正压滤菌后置于4℃冰箱备用］。

（5）将冻存液浸润的组织碎块转入冻存管中，冻存管中标记取材时间、冻存时间，以及其他重要信息（如组织器官名称、冻存液名称、组织块的数量、所取组织位于器官的部位等，以备查），将冻存管放入程序降温盒中后，将程序降温盒转入−80℃的超低温冰箱后放置过夜（如果没有程序降温盒则需改变降温方式，将冻存管置于4℃放置30min，再置于−20℃放置30min，最后转移至−80℃的超低温冰箱中放置过夜），第二天待冻存管充分降温后，可将冻存管转移至液氮罐中保存。当需要使用该样本时，复温时应将冻存管取出后立即投入恒温水浴箱内37℃水浴快速复温。

【注意事项】

（1）组织样品从开始收集到固定或低温保存前这段时间，组织内仍有一些生化过程在较快地进行。这些生化反应的速度直到样品被固定或者低温保存时才显著降低。因此这一段时间应该越短越好，对于血管剥脱手术中采集的斑块组织可以先置于冰上或4℃冰箱中放置短时间，方便时再通过上述标准操作将样品置于−80℃冰箱或液氮保存。总之，从样品开始采集到被冻存或固定，这段时间越短越好，一般不要超过2h。当斑块组织来不及冻存时，可将其剪成小块，放于组织保存液中暂时保存。

（2）0~−60℃是水的结晶温度，结晶容易对细胞和组织的微观结构造成伤害，一般不在这一温度范围内保存组织和细胞，可以采取梯度降温的方式避免水的结晶造成对组织的伤害。

（3）目前，大多数生物和医学研究机构用−80℃冰箱或液氮冻存生物样品。−80℃低于危害性较大的结晶温度范围，也是常用设备超低温冰箱能达到的温度。但在−80℃温度下，不同的生物样品的保存时间是不一致的。组织中的DNA可以在−80℃条件下保持数年或更长时间。组织中的RNA在−80℃时的稳定性随不同组织或细胞而异，但一般不超过5年。一些组织内的RNA在−80℃时不到一年就发生了降解。为了长期保存组织内的RNA，可以将组织切成尺寸小于0.5cm的小块，没入5~10倍体积的无RNA酶的组织冻存液中，置于冻存管内，冰冻保存。无RNA酶的组织冻存液能够较好地维持RNA的完整性，甚至对于那些已知RNA酶含量较高的组织中的RNA也可以在无RNA酶的组织冻存液中得以长期冻存。

（4）液氮贮存在液氮罐中时，为了避免气化的部分引起爆炸，液氮罐口常保留一定缝隙，但这个缝隙也导致了液氮液面和液氮罐口之间形成一个温度梯度（−80℃至−196℃，可认为气相氮温度在−150℃左右）。为了避免样本间的交叉污染，有些研究者倾向把样品置于气相中而不是液相中。但要注意液氮罐口的温度是否达到了目标温度。还要注意液氮的消耗状况和操作液氮罐的安全问题。

（5）为了避免因反复冻融引起组织内 RNA 的断裂，如果要在短时间内保存样品时，应将组织保存液于4℃保存，而不采用液氮冻存法。

二、斑块组织切片样本的留取

1.石蜡切片样本的保存

石蜡切片是组织学常规制片技术中最为广泛应用的方法。石蜡切片不仅用于观察正常细胞组织的形态结构，也是病理学和基础研究等学科用以研究、观察及判断细胞组织的形态变化的主要方法，而且已经相当广泛地应用于其他许多学科领域的研究中。在一般光镜下活的细胞或组织多为无色透明，各种组织间和细胞内以及各种结构之间均缺乏反差，不易清楚地区别出，而组织离开机体后很快就会死亡和产生组织腐败，失去原有正常结构。因此，组织经过固定、石蜡包埋、切片及染色等步骤可以避免细胞组织因死亡导致的形态改变，而能清晰辨认其形态结构，并应用于免疫组化、流式细胞DNA含量分析等分子生物学领域。

【实验设备】

石蜡切片机、倒置显微镜、纯水机、通风橱、酒精灯。

【实验耗材】

一次性手术刀片、医用冻存管、一次性医用橡胶手套、石蜡切片脱水盒、石蜡切片包埋模具、毛笔、铅笔。

【实验试剂】

4%甲醛溶液、PBS溶液、双蒸水、乙醇（配制70%、80%、90%、95%乙醇备用）、超安环保透明剂（替代二甲苯）、石蜡。

【实验步骤】

（1）固定：术中动脉粥样硬化斑块标本离体后应立即（尸检标本应争取在死亡后尽可能短的时间）置于生理盐水内洗除血液成分，然后利用4%甲醛–PBS溶液于4℃固定24h。

（2）洗涤：固定后的斑块组织经流水冲洗24h，双蒸水（ddH$_2$O）洗三遍，洗去渗入组织中的固定液，终止固定，以免影响对组织内结构的观察、分析和研究，洗涤完成后存放于70%乙醇中。

（3）脱水：组织内的水不能和支持剂混合，所以必须把组织中的水分彻底脱除，脱水有利于组织的透明和浸蜡，有利于组织的永久保存，依次将洗涤后的斑块组织样本通过80%乙醇过夜，90%乙醇处理2h，95%乙醇Ⅰ处理1h，95%乙醇Ⅱ处理1h，100%乙醇Ⅰ处理60min，100%乙醇Ⅱ处理60min（95%乙醇Ⅰ、95%乙醇Ⅱ为相同溶剂，放置于不同器皿中，通过两次95%乙醇的处理脱水效果更优，有利于保护斑块组织，同理100%乙醇Ⅰ、100%乙醇Ⅱ具有相同作用）。

（4）透明：透明是为了置换组织内的脱水剂，为下一步的浸蜡起到桥梁作用，并使组织呈现不同程度的透明状态，有利于光线的透过。透明程序：超安环保透明剂Ⅰ（超安环保透明剂为二甲苯的替代品，毒性小更安全）透化70min，超安环保透明剂Ⅱ透化70min；超安环保透明剂Ⅲ透化90min（超安环保透明剂Ⅰ、超安环保透明剂Ⅱ、超安环保透明剂Ⅲ为相同溶剂，放置于不同器皿中，通过三次超安环保透明剂Ⅰ的处理不仅可以稀释上一步骤残存的乙醇，而且透化效果更好）。

（5）浸蜡与包埋：浸蜡是为了置换组织中的透明剂，为包埋做准备。斑块组织浸蜡程序：石蜡Ⅰ处理1h，石蜡Ⅱ处理1h，浸蜡后利用包埋机包埋（石蜡Ⅰ、石蜡Ⅱ为相同溶剂，放置于不同器皿中，通过两次石蜡的浸蜡处理可以稀释上一步骤残存的超安环保透明剂）。

（6）切片：包埋好的蜡块用刀片修成规整的四棱台形状，夹在轮转式切片机的蜡块钳内，将切片刀装在刀片机的刀架上并固定紧，固定蜡块底座或蜡块，调整蜡块与刀至合适位置，使蜡块切面与切片刀刀刃平行，旋紧，切片多使用轮转式切片机，切片时，左手执毛笔，右手转切片机转轮，调整切片机上的切片厚度为4~7μm，然后切片，切片可以是单张，也可以是连续切片形成蜡带。

（7）贴片与烤片：用小弯镊或松软的毛笔把组织蜡片（光面向下）轻轻移入室温水或5%~10%的乙醇内，如果组织蜡片有褶皱，用小弯镊的弯部把褶皱打开，如果组织蜡片有气泡，将小弯镊伸入水中，用镊尖把蜡片下的气泡赶走，用玻片把无褶皱和无气泡的蜡片再移至温水（45℃左右）中展平后，用铅笔在载玻片的磨砂边写上蜡块上的号码，无磨砂的载玻片需用玻璃笔刻写号码，将玻片倾斜放入摊片机恒温水中慢慢靠近蜡片的一端，然后用玻片慢慢捞起蜡片，使蜡片贴在玻片上，必要时用镊子将蜡片固定在水中，便于将蜡片贴在玻片合适的位置捞至载玻片上，将载玻片置于烘片机上烘烤（45℃）4h。

（8）切片脱蜡：石蜡切片于超安环保透明剂Ⅰ、Ⅱ、Ⅲ中各脱蜡5min，然后经95%乙醇Ⅰ、Ⅱ各2min，80%乙醇2min，自来水2min[超安环保透明剂Ⅰ、Ⅱ、Ⅲ和95%乙醇Ⅰ、Ⅱ也与步骤（3）和（4）中的溶剂相同，应放置于不同器皿中]。

（9）上一步处理好的切片可用于免疫组化、HE染色等试验研究。

石蜡切片操作技术要求较高，不规范的操作可能造成程度不同的人为形态改变，轻者组织内出现一些小的空泡，重者出现大的空泡或不规则腔隙，甚至使组织成空网状；因空泡和腔隙形成，使细胞和组织成片块、条索及乳头状排列，因此特别需要注意以下事项。

①固定剂应有足够的量，一般为组织块体积的10~15倍，固定时间依材料大小、固定剂种类而异，可从1h到几十小时，有时中间需要更新固定剂。某些固定剂对组织的硬化作用较强，作用时间应严加控制，不能过长，一般固定剂都以新配制的为好，用过的不能再用，4%甲醛应置于4℃环境下。

②各种以水配制的固定液如甲醛，都必须用流水冲洗，大块组织一般冲洗24h，小块组织一般冲洗2~10h。

③脱水的过程应逐步地而不应骤然地进行，不能操之过急。脱水的时间应根据组织块的大小和组织的类型而定；组织块在高浓度无水乙醇内不能放置的时间太长；无水乙醇吸水能力太强，容易造成组织块的过度硬化，使得切片过程中组织易碎裂；在脱水的过程中可以将组织块停留在70%~80%的乙醇中保存；每次更换新的脱水剂时（组织块从低浓度到高浓度），都要把组织块放在吸水纸上吸干，装组织块的容器也要控干水分，以免将水及低浓度脱水剂带入高浓度脱水剂中，影响脱水效果；脱水剂的选择要根据实验的要求及实验室的条件。

④透明时间不宜过长，否则组织会变脆，同时在上一步骤中组织块脱水必须彻底。

⑤浸蜡时温箱中的温度必须严格控制在60℃的范围，不能超过60℃，浸蜡时间不宜过长，浸蜡温度过高或时间过长都会使组织过度收缩和脆变。

⑥包埋时夹取组织的镊子，用酒精灯随时烧热，以免石蜡凝结后黏附在镊子上，造成蜡块凝固不均匀；包埋操作要迅速，组织从浸蜡杯中取出置入包埋框中的时间应尽量缩短；包埋后的蜡块应呈均质半透明状，如果出现白色浑浊状，一般出现在组织周围或组织的底部，应考虑这样几个方面的问题：脱水不彻底、包埋蜡温度低、组织进行包埋时包埋盒中的蜡已成凝结状、组织内还残留有较多的透明剂、石蜡不纯等。此外，包埋箱中的温度必须保持恒定，如包埋得不好，可将蜡块溶化，重新浸蜡和包埋。

⑦切片时刀刃倾斜过大或过小都不能正常进行切片，修整蜡块时注意组织应在蜡块中的位置，转动转轮时速度一定要均匀，以免切片厚薄不一，防止组织出现刀纹裂缝，应将组织硬脆难切的部分放在上端。

⑧切片完毕，将切片机周围的蜡屑清扫干净，关上切片手轮的固定锁，盖好

防尘罩。近年生产的切片机，其滚轴和滑动轨道等结构持久润滑，不需定期加油润滑。

⑨切片完成后剩余的组织蜡块要用70℃左右的熔化石蜡将蜡块的切面封上一层蜡膜，蜡膜应该与蜡块完全融合在一起，以利于组织蜡块长时间保存，否则暴露在外的组织容易受潮、长霉或被虫蛀。

⑩组织蜡片经常先放入5%~10%的乙醇内再移到恒温水中，这是因为乙醇的张力小，水的张力大，蜡片由乙醇转入水时蜡片就立即张开，蜡片上的褶皱也就随之展开，尤其是能展开肉眼看不清的小褶皱。但乙醇的浓度不能太高，否则蜡片由乙醇转入水中时，因张力太大，蜡片在水中漂游打转并使蜡片崩裂。

⑪根据所用包埋石蜡的熔点，展片时水温调节恒定在40~46℃，以能展平组织蜡片而蜡片又不熔化为宜，当水温过低，蜡片在恒温水中不能展平，水温过高，蜡片的石蜡迅速散开甚至熔化，组织也跟着散开。

⑫如不需立即染色，组织蜡片贴在玻片后可在45℃恒温箱内烤片数小时以上，直至将蜡片水分烤干。由于烤片温度不高，蜡片石蜡不会熔化，蜡片可长时间保存，放37℃恒温箱内或4℃冰箱内可保存1年以上，如放室温保存，要注意防潮防霉。

2.冰冻切片样品的保存

动脉粥样硬化研究中需要通过适当的方法和技术展示斑块组织中的含脂量，包括含脂泡沫细胞及其组成的粥样斑块，来判断其粥样化程度。石蜡切片和常规HE染色由于使用乙醇脱水，二甲苯透明，导致脂质脱失，使得含脂泡沫细胞变成空泡，不利于表现粥样斑块。而冷冻切片避开了乙醇脱水步骤，斑块组织不经任何固定脱水等处理，直接在低温恒冷切片机中冷冻后再进行切片，既能很好地保留含脂泡沫细胞，又能通过油红O将其着色，能很好地展现病灶的特征、状况与粥样化的程度，此外该法还有制作速度快、操作方便等特点，手术中需要立即诊断的病理组织，冷冻切片具有能够快速并保证特殊组织的特点，值得在动脉粥样硬化斑块研究中推广应用。

【实验设备】

冰冻切片机、倒置显微镜、–80℃冰箱。

【实验耗材】

一次性医用橡胶手套、载玻片、OCT包埋塑料模具。

【实验试剂】

OCT包埋剂、5%乙醇。

【实验步骤】

（1）仪器设置：设定冷冻机的温度，一般冷冻室的温度设定为 -22~-20℃，提前将冷冻室设定至所需温度待用。

（2）OCT 包埋剂包埋：术中动脉粥样硬化斑块标本离体后应立即（尸检标本应争取在死亡后尽可能短的时间）置于生理盐水内洗除血液成分，用吸水纸将组织块的固定液充分吸干，在冰冻切片包埋托盘中加入 OCT 包埋剂少许，然后放入斑块组织，组织所需切面朝上，再在组织四周及上方加入 OCT 包埋剂（对于贮存于 4% 多聚甲醛固定过夜后转入 20% 蔗糖溶液中防腐，脱水长期保存的斑块组织样本也适用于此操作）。

（3）组织样品的速冻：将上一步骤中 OCT 包埋处理完成的样本用镊子夹入液氮中急速冷冻包埋，约数十秒种后放开手，完成斑块组织急速冷冻包埋后，取出组织样品放入冷冻切片机的样品夹头夹紧。

（4）组织块的修片：分别按样品快进与慢进键，使组织切面靠近刀锋，转动切片手轮，调整斑块组织切片，组织切面平滑而没有筛洞，然后开始正式切片。

（5）正式切片：将冷冻切片机的防卷板放下，开始切片，切片厚度 4~6μm，切出的组织切片顺着防卷板平铺在切片刀面上，切片时应轻轻转动切片手轮，防止组织切片断裂。

（6）贴片：打开防卷板，依靠载玻片温度比组织切片高，将载玻片轻轻靠近平铺在切片刀面上的组织切片，切片即变软贴附在载玻片上。

（7）冰冻组织切片恢复至室温，利用乙醚和 95% 乙醇固定液，固定数秒钟，即可进行快速 HE 染色，或者其他染色。

（8）如若不能及时利用，也可将冰冻切片置于载玻片盒中，并使用保鲜膜密封保存于 -80℃ 冰箱。

【注意事项】

冷冻切片技术有快速、操作方便的特点，但在切片制作过程中，仍有若干技术关键节点需要注意。

（1）冷冻切片机需预先设定温度，使切片在工作时间内达到所需温度，一般冷冻切片机在使用前 30~60min，温度应达到 -22~-20℃，每天使用的冷冻切片机可一直将温度保持在 -22~-20℃；如下班后不用，可将温度调至 -5℃ 以减轻制冷压缩机的负担，尤其是下班后室温较高，应调至 -5℃，但不宜高于 -5℃，否则会因温度波动引起解冻或结霜。

（2）在制片过程中关键是包埋过程中不要挤压组织，保持斑块组织状态不变。

（3）组织的冷冻程度对冷冻切片的质量很关键，过硬或冷冻不够均切不出优质的切片，只有冷冻到适宜组织块切片程度时，迅速切片，才能切出完好的切片。一般组织在–22~–20℃条件下操作片子较易成片且完整，故推荐此温度下切片。

（4）用于贴片的玻片应在室温下放置，贴片时由于玻片与组织切片温差的作用，组织切片很容易吸附贴紧在玻片上，如果玻片放在冷冻切片机里，组织切片很难贴紧在玻片上。

（5）切片时，如切片未能顺着防卷板和切片刀之间平摊在切片刀面上，应重新调整防卷板的位置，调节防卷板慢慢向前或向后移动，使防卷板的末端与切片刀锋几乎相接和平行一致即可。如不使用防卷板，切出的切片经常会稍有卷起，可用松软毛笔轻轻扫平并轻压在切片刀面上，立即取玻片贴片。毛笔平时应放在冷冻切片机内，如果毛笔温度比冷冻切片高则会把切片粘住。

（6）使用冷冻切片机时由于经常打开机门，导致空气进入机内形成结霜，影响制冷效果。因此，冷冻切片机应定时启动自动除霜功能，设定每个工作日凌晨5时左右自动除霜，使上班时冷冻切片机保持最佳的制冷效果，如果冷冻切片机没有自动除霜功能，则应在每天下班前手动除霜。

第五节　中枢神经组织样市临床研究应用实例

一、中枢神经组织样本应用实例

脑胶质瘤是中枢神经系统最常见的恶性肿瘤，3年生存率仅为5%。脑胶质瘤干细胞（GSC）具备自我更新能力，是导致肿瘤复发、耐药及治疗失败的关键因素。丝裂原活化蛋白激酶（MAPK）在细胞增殖、分化、凋亡和应激反应中参与细胞内信号传导。MAPK激活可介导GSC自我更新、肿瘤启动和放射抗性形成，是脑胶质瘤进展和治疗抗性形成的重要步骤。MAPK磷酸酶（MKPs）受MAPK磷酸酶家族调控，能使保守基序中的苏氨酸和酪氨酸残基去磷酸化，从而抑制其活性。MKP–1是MKPs家族中功效最高，研究最深入的MAPKs磷酸酶。组蛋白去乙酰化酶抑制剂1（HDACi）是一类新的抗肿瘤药物，能促进未分化的癌细胞分化成熟。HDACi在GSC和肿瘤组织中均可发挥抗肿瘤作用，但HDACi的抗肿瘤机制尚未明了，且在不同肿瘤细胞中的抗癌机制不完全相同。本研究探讨MKP–1对HDACi杀伤脑胶质瘤干细胞的影响及可能的作用机制。

据报道，武汉市第三医院神经外科2016年1月至2018年12月收治的53例脑胶质瘤患者肿瘤及健康脑组织。RT-PCR检测MKP-1表达，分离并培养脑胶质瘤干细胞，采用MTT实验检测HDACi MS-275作用脑胶质瘤干细胞的IC_{50}。以MKP-1过表达质粒转染干细胞构建差异表达MKP-1的脑胶质瘤干细胞模型，MTT实验分析HDACi MS-275的敏感性，CCK-8实验检测细胞增殖情况，RT-PCR及Western blot实验检测肿瘤干细胞相关因子SOX2、SOX9的表达，Western blot实验检测p38、JNK、ERK 1/2的表达。结果MKP-1在脑胶质瘤组织中的表达较健康脑组织明显降低。HDACi MS-275作用GSC的IC_{50}为（55.12±7.31）nmol/ml，作用后细胞增殖能力较对照组明显降低，MKP-1表达明显升高。HDACi MS-275作用过表达MKP-1脑胶质瘤干细胞的IC_{50}较对照组和空白组明显降低。MKP-1组GSC增殖能力，SOX2、SOX9 mRNA和蛋白表达量均较对照组和空白组明显降低。MKP-1组JNK和p38表达均较对照组和空白组降低，但ERK 1/2表达差异无统计学意义。研究表明脑胶质瘤干细胞对HDACi的敏感性与MKP-1表达有关，MKP-1可能通过调控SOX2、SOX9、p38、JNK而影响脑胶质瘤干细胞对HDACi的应答。

二、血管斑块组织样本应用实例

在神经科急诊大血管阻塞治疗的选择中，机械血栓切除术越来越受到重视。使用机械血栓切除装置可以从颅内血管中取出血栓，并随后进行组织病理学分析。已有研究表明，对回收的血栓进行组织病理学分析有助于预测急性大血管阻塞的卒中。然而，很少有研究探讨回收血栓的组织病理学与临床结果之间的关系。目前，对急性大血管闭塞患者行带支架取栓术作为一线治疗，再通成功率明显较高。因此，明确血栓的组织病理学与手术时间的关系是非常重要的。

据报道，有意大利、日本的学者对颈内动脉、大脑中动脉或基底动脉闭塞的急性大血管闭塞患者，采用支架回收和/或抽吸导管行机械血栓切除术进行了研究。入组2015年8月至2016年8月因颈内动脉、大脑中动脉或基底动脉阻塞而使用支架回收器和/或抽吸导管切开术的患者。患者在血管内治疗前接受了非强化CT扫描和灌注CT扫描。缺血性脑卒中的亚型根据急性脑卒中治疗（TOAST）分类标准分类。大动脉粥样硬化是指在没有潜在来源证据的情况下，与病灶侧大脑半球同侧的颈内动脉或颅内动脉明显狭窄或闭塞（>50%）。取栓后立即用10%福尔马林固定，石蜡包埋，血栓切片2μm厚，用苏木精-伊红染色，进行组织病理学分析。在研究期间，79名患者因颈内动脉、大脑中动脉或基底动脉阻塞，采用支架回收器和/或抽吸导管进行机械血栓切除术。36例患者未发现可评价的血栓材料。43例有血栓，其中红细胞丰富型血栓占42%，纤维蛋白丰富型血栓占58%。

临床特征基本相似，但与红细胞丰富血栓患者相比，富含纤维蛋白血栓患者的心脏栓塞率和血栓密度明显增高。富含红细胞血栓的患者需要较少的再通操作次数，需要的手术时间更短，并且到达再通的时间间隔较短。在最后的再通过程中，红细胞丰富血栓的患者的支架回收率较高。手术时间与红细胞浸润、纤维蛋白浸润有相关性，与白细胞浸润无显著相关性。该研究得出的结论：急性缺血性脑卒中机械取栓术后红细胞丰富血栓与手术次数和手术时间减少有关。

（闫峰　李雪　郑仰民　赵海苹　罗玉敏）

第六章

周围组织样本的留取方法及应用

第一节 周围组织样本在临床试验中的重要性

随着社会和自然环境的改变，人类的疾病谱也产生了变化，神经系统疾病已经成为导致人类死亡的原因之一，而肌病和周围神经病是其中患病率较高、诊断较为困难的疾病。

肌病和周围神经病病因复杂，可分为遗传性和后天获得性两大类，其中获得性的病因又有营养代谢性、感染、中毒、免疫介导、肿瘤相关等病因。肌病和周围神经病从临床表现上虽然有一般性的规律，如遗传性肌病大多在青少年发病，起病隐袭、进展缓慢，往往家族成员中有类似症状的患者，可伴有多系统的表现，如骨骼畸形、精神或运动能力发育迟滞；感染性、免疫介导的肌病和周围神经病起病多呈急性或亚急性；肿瘤相关的肌病和周围神经病多见于中老年人，往往伴有消瘦、低热等消耗性表现；代谢相关的周围神经病以糖尿病和甲状腺疾病最为常见，需要注意询问伴发疾病；毒物和药物引起的肌病和周围神经病可以为多系统损害；肌肉疾病大多表现为近端重于远端的肌肉无力和萎缩；周围神经病表现为远端重于近端的运动和感觉障碍。但实践中，大多数周围神经-肌肉疾病症状不典型，如遗传病也可有晚发型，肌病也有远端型，周围神经病也有近端运动能力受损为主的，加之症状缺乏特异性、病史隐匿、检测手段有限，因此单从临床表现和常规化验作出诊断难度很大，很多属于疑难杂症，只有在为数不多的肌病和周围神经病诊断中心才能获得较高的确诊率，需要经验丰富的临床医生和综合多种检测手段。

肌病和周围神经病诊断方面的特点是，除了传统的病史采集和神经系统体格检查之外，高度依赖多种辅助检查的方法，例如血液检查、核磁共振、超声波、电生理（肌电图、神经传导速度）、周围组织活检、基因诊断等。其中周围组织的活检具有不可替代的作用，但由于属于有创性检查，通常只有在不能通过无创性临床检查和肌电图的常规手段得到明确诊断的周围神经病时才会采用神经活体组织检查的手段进行检测。神经-肌肉活检的主要目的是为了得到病理诊断，并通过病理检查的结果进一步与临床和神经电生理的改变相互印证，最终实现或修正定位诊断和明确病因诊断。如慢性远端无力的患者腱反射减弱，临床结合肌电图检查初步诊断为周围神经病，但经过神经-肌肉联合活检却证实是远端肌病。又例如在临床上都表现为肢带肌无力的患者，发病机制并不是完全相同的，在未做活检之前治疗效果也差异很大，通过肌肉活检就可以确诊为肢带型肌营养不良或者是脂质代谢异常或者糖代谢异常，或者是有的临床症状很像韦德尼希-霍夫曼病（即婴儿型脊髓性肌萎缩），但通过肌肉活检可以确诊为线粒体异常等代谢性疾病。在中枢神经和周围神经-肌肉都受累的疾病，由于中枢神经取材困难，周围组织的活检有时候也能协助诊断，如周围神经和皮肤活检协助诊断伴皮质下梗死和白质脑病的常染色体显性遗传性脑动脉病（CADASIL）。

　　周围组织的活检主要是神经和肌肉组织活检，但少数情况下也包括皮肤活检（诊断小纤维病变）、皮下脂肪（诊断淀粉样周围神经病）、腮腺活检（诊断干燥综合征相关的周围神经病），有时甚至需要多部位和组织的联合活检。为了获得准确的病理诊断结果，首要的条件就是充分的临床资料，人工误差较少的慎重的肌肉活检、良好的固定、高质量的染色，这些资料越全，病理医生的诊断就越准确，也就越有利于临床的诊断。

　　神经活检是一种高技术含量的特殊检查，需要强大的实验室平台的支持，一般情况下大多数的周围神经病是不需要做的，但对于一些其他检查所无法确诊的患者来说，神经活检就是必须做的检查，所以神经活检在周围神经病中具有不可替代的价值。一般情况下，神经活体组织检查在术后会分成两段，一段做石蜡标本，另一段做半薄切片电镜检查。神经组织活检主要为腓肠神经活检，石蜡切片是将标本横切和纵切包埋后进行HE染色（查看组织形态和炎症）、LFB染色（查看髓鞘形态）、刚果红染色（查看是否有淀粉样物质沉积）、免疫组化染色（包括炎症细胞CD系列和NF以及MBP）。半薄电镜检查是通过对样本的半薄切片观察其神经束的数量、有髓纤维的密度、有无活动性轴索和再生簇、有无薄髓纤维、有无裸露轴索和"洋葱球"样结构、有无胶原纤维和雪旺细胞增生，间质内神经内膜、外膜及束膜下有无水肿、有无脂滴样小泡，血管结构是否完整、有无炎症，间质内有无淀粉样物质和其他异常沉积物，有助于确定周围神经病变的性质和病变程度，是诊断周围神经病病因的重要依据。将石蜡切片所出的病理报告与半薄电镜所出的病理报告相结合后再与患者的临床表现相结合，对患者的病因诊断和以后的治疗方法有十分重要的作用。神经活组织检查通常取腓肠神经的原因是，腓肠神经是纯感觉神经，而神经组织活检是一个永创性的小手术，纯感觉神经的取材不会造成肌无力和肌肉萎缩等症状，只是会在神经切断后的1~3个月内有足部麻木的感觉，但会逐步缓解，对患者的日常生活不会造成太大的影响，且手术结束后患者可以立即出院离开。但是作为一个纯感觉神经，当患者是纯运动神经的病变或者以运动损害为主要的神经病变的时候，腓肠神经活检的作用就较小，不能全面地反映神经病变的变化和程度，只能作为参考和排除。所以，在患者的生命安全受到威胁且其他检查结果不明确而无法用药的基础上，尺神经活检应是首选。

肌肉活检组织可根据病情和肌电图选择适当的肌肉组织进行染色，骨骼肌遍布全身，所以任何部位都可以取到肌肉活检标本，但是实际情况下，在做活检时最先考虑的就是肱二头肌、股四头肌、三角肌和腓肠肌，因为这些部位的肌肉较为丰富，而最常用的就是肱二头肌，因为此处的肌肉相比起其他地方的肌肉来说皮下脂肪较少，对术后影响较小，纤维走向较为明显，其肌肉内的分布较为清楚，但具体情况要根据患者的肌肉情况来定。大部分的神经-肌病都累及患者全身，一般情况下要选择累及中度的肌肉，也是肌力减弱为中度的肌肉，因为如果选择肌力下降重度的肌肉，其肌纤维大部分已经被脂肪或者结缔组织所替代，在组织样本中就很难找到足够的病理信息，而如果选择肌力没有下降或者肌力下降较轻的患者，肌肉可能还没有表现出足够的病理形态学改变，同样很难获取到足够的病理信息。这两种情况都会误导医生对患者病情判断，从而影响患者的治疗。同时，在取材中还应该注意不要在肌电图检测部位进行取材，因为做肌电图需要针刺，而针刺的部位则可能伴有炎细胞的浸润，在进行活检制片后容易导致肌炎的误诊。肌肉活检标本需进行取材、冰冻、切片和染色后出片，在显微镜下观察才能作出最后的诊断。现在冰冻切片可以很好地进行各种组织化学的染色，相比起原来的石蜡染色，它的处理更为简单，影响因素也更少，并且减少了操作时间，可以更快地为临床提供检测报告，使临床医生更为准确地为患者进行治疗。病理医生需要根据所制的病理片子进行鉴别诊断，以确定患者为神经源性或肌源性损害，确定系统性的疾病伴有的肌无力是否有肌肉组织受累，肌肉间质有无血管炎症或异常物质沉积等病理表现，并在常规染色的基础上进一步进行免疫组化染色和特殊染色。肌肉活检标本制片后，医生观察的就是肌纤维（肌细胞）内部的微小表现，所以在制片过程中需要技术人员严谨熟练的操作，操作不规范则会导致病理标本出现不可逆的人造伪像，会对病理医生的报告造成一定的影响，从而影响患者的临床治疗。肌肉活检的病理诊断可能受到取材和制片方法的限制，要结合临床表现和家族史等作出诊断。

基因诊断虽属于无创检查，且肌病和周围神经病中遗传类的疾病也占了不小的比例，而这些遗传病一般都具有家族性和终身性的特点。但由于许多神经－肌肉遗传疾病的基因突变类型不明或者多变，且基因诊断成本较高，对实验仪器和实验技术的要求也很高，故而无法作为常规检查开展工作；肌电图检查和神经传导速度检查通常联合应用，可以帮助定位和发现脊髓前角细胞及以下病变。但其对于定性诊断疾病帮助较少，并需要结合临床和其他辅助检查作出诊断。而往往由于肌电图技师非临床医生，且由于一定的技术限定，导致肌电图检查无法满足医生想要的全部结果，故而对于临床的帮助有一定局限性。而活体组织检查则对患者的定性诊断具有很大的帮助，且活体组织检查的费用相比起其他的检查，对于患者的经济压力也较小。所以从临床角度出发，无论是作为临床试验还是临床检查来说，神经活检和肌肉活检这两种周围组织样本的检查都有不可替代的重要作用。

第二节 肌肉样本的留取

人体肌肉遍布全身，根据构造分为平滑肌、心肌、骨骼肌。平滑肌和心肌主要受内脏神经支配，前者分布于内脏的器官和血管壁上，后者主要为心脏壁的主要构成成分。而骨骼肌主要靠意识控制分布于人体的躯干与四肢上为随意肌。在活检样本中所取的肌肉为骨骼肌。

骨骼肌的主要功能是完成人体脑部下达的运动动作，也是机体能量代谢的主要器官（线粒体可转化能量）。每个骨骼肌都有数个肌束组成，而每个肌束又由无数肌纤维构成。一个肌纤维是一个肌细胞分化而成，内含细胞膜（肌膜）、细胞核(肌核)、细胞质（肌浆）、细胞器（溶酶体和线粒体）组成。

骨骼肌的运动主要分为随意运动和不随意运动，随意运动指的是由本人的意志控制导致的运动又称为"自主运动"，例如跑步、写字等运动，不随意运动指的是不由本人意志控制而自发形成的运动，例如膝跳反射、抓握反射、眨眼反射、瞳孔反射等。

骨骼肌的运动主要靠运动神经支配，即为由运动神经元发出通过轴突到达所需运动的肌纤维前的许多神经末梢，由神经末梢到达神经－肌肉接头（突触），由电冲动信号转化为化学信号，从而引起肌纤维收缩，进而由肌肉收缩导致运动动作的完成。所以运动神经、神经-肌肉接头和肌肉自身发生病变都可导致骨骼肌运动异常，而神经-肌肉接头和肌肉的异常均可称为骨骼肌肌病，也就是通常说的肌病。

神经-肌肉接头在神经反射中相当于突触，是通过乙酰胆碱的功能将神经内的电信号转化为化学信号的部位，所以当神经-肌肉接头出现损伤等异常时会导致信号无法正常传递，从而导致骨骼肌的运动障碍，进而导致肌病的发生。突触在神经传导中起到了转化作用，指的是电信号作用于突触前膜，突触前膜释放神经递质（乙酰胆碱）被突触后膜所接收，从而达到传递信息的作用，所以神经-肌肉接头的损伤可由于：①突触前膜病变涉及乙酰胆碱的合成和释放障碍，例如高镁血症和肉毒杆菌中毒阻碍了钙离子进入神经末梢，或者是由于氨基糖苷类药物和癌性类肌无力综合征导致的乙酰胆碱合成和释放减少；②突触间隙中乙酰胆碱酯酶含量异常，例如有机磷中毒时，会发生乙酰胆碱酯酶活性降低，从而导致突触后膜过度的极化现象；③突触后膜主要会出现的病变为乙酰胆碱酯酶病变，指的是机体内产生乙酰胆碱酯酶的抗体，继而破坏乙酰胆碱酯酶，从而导致乙酰胆碱不能和受体结合，例如重症肌无力。而由于神经-肌肉接头导致的肌病通常情况下表现为晨轻暮重、病态性疲劳，在一些情况下可累及单侧或双侧，甚至全身的肌肉都无力，在病程比较长时也会出现肌肉萎缩的症状。神经-肌肉接头损伤常见于重症肌无力、高镁血症、有机磷中毒、癌性类肌无力综合征及肉毒等疾病中。

肌肉在神经反射中作为接收方，即为最终运动的完成处。接收信号的为每个肌肉接头连接的肌纤维即肌细胞，细胞由细胞膜、细胞质、细胞核和细胞器组成。故而肌肉自身病变主要是由于：①肌细胞膜电位异常，如终极电位下降而引起去极化阻断，包括周期性瘫痪、强制性肌营养不良症和先天性肌强直症；②肌细胞膜内病变，包括各种肌营养不良、先天性肌病、代谢性肌病、炎症性肌病和缺血性肌病。在肌肉自身病变的情况下一般表现为进行性发展的对称性肌肉萎缩和无力，可伴有肌肉的假性肥大，但不伴有明显的失神经支配或感觉障碍的表现。

肌病的外在表现有很多种，最常见的是肌无力（肌力减退、肌张力减低）、肌强直、肌肉萎缩、肌肉肥大、肌脂肪化、肌痛、肉跳、意识障碍等。肌病可由于神经-肌肉接头和肌肉本身病变导致，也可由于重症肌无力累及神经-肌肉接头、炎症、离子通道或代谢障碍累及肌肉导致的疾病。

大多数的肌病均可由临床症状结合肌肉活检和肌电图、血清肌酸激酶等检查进行明确诊断，而在大多数的疾病中需要根据其患者的年龄、性别、发病部位、肌肉受累分布特征、病情严重程度、进展速度等情况来判断疾病，并对疾病作出大体诊断。在肌病的诊断过程中，有些情况下不同的肌病，其临床表现、肌电图和血液检查都是相似的，无法作出明确的诊断，但经过肌肉活检可明确其异常原因进行明确诊断。例如，肢带型肌营养不良的患者可通过活检明确诊断是脂质代谢异常还是糖代谢异常；还有肌纤维内包涵体异常（拉福拉病）、血管内病变（结节性多动脉炎）等肌病，为了得到明确诊断也需要进行肌肉活检。所以在肌病患者中要想明确诊断，几乎所有的患者都应该做肌肉活检。

骨骼肌遍布全身，任何部位都能取到肌肉活检组织，但在实际活检手术中最常选取的是肌肉较多的肱二头肌、三角肌、股四头肌和腓肠肌。因为大部分的肌病都会累及全身，在肌肉活检选取标本的时候通常选择肌力中度减弱的肌肉来进行取材，若是选择肌力明显下降的肌肉进行活检，通常这块肌肉的大多数肌纤维可能已经被结缔组织或者脂肪组织所替代，仅仅残留一点疾病过程的痕迹，很难从活检片子中获取到足够的病理信息，从而对临床的判断价值较低，失去了肌肉活检的意义。当然也不能选取受累非常轻微的肌肉，因为受累太轻的部位还没有表现出足够的病理形态学改变，同样很难获取到足够的病理信息，会导致医生对患者病情判断较轻，从而影响患者的治疗。选择中度受损的肌肉则可以避开轻重受损肌肉的活检缺点，可以从标本中提取到尽量多的有效信息，使临床医生对患者的病情有更好的把握，但是具体的取材应结合现实中患者的具体情况来定，不能一概而论。例如对于慢性疾病的患者，如果肌营养不良时，中度无力的肌肉是理想的活检部位，但是在急性疾病时，病变没有足够的时间形成广泛的破坏，所以应该选取较严重受累的肌肉部位进行活检。同时，还要考虑活检的部位，由于肌肉部位的不同其取材的难度和取材效果也均不相同，在制作成标本观察标本形态时其中的一些镜下组织也可因为取材时损伤而发生改变，从而使医生所出的病理报告存在一定的误差。

所以，在活检过程中通常会局限在特定的肌肉上，人体骨骼肌遍布全身，肌肉处在不同的部位其内部结构也不同。医务人员会固定从特定的肌肉上取材，主要是因为在长期的活检手术过程中，要熟悉这些肌肉的正常形态，了解不同肌肉的解剖差异以及熟悉由于年龄、性别、生活环境等产生的相关变化，这些对于诊断都非常重要。在这些常用肌肉中，最常选用的就是肱二头肌。

在活检中，主要选用肱二头肌的原因是：①肱二头肌部位的皮下脂肪比较少，小切口比较容易取到肌肉组织；②肌肉活检手术是永创性的手术，手术中选取肱二头肌后对患者术后的生活影响较小（可立即下床，对正常的生活影响不大）；③肱二头肌处的肌肉肌纤维走向明显，几乎没有多余的脂肪组织和肌腱成分（当临床诊断怀疑是肌炎时，为了后期更好地诊断，取材时则会加取一点肌腱成分）；④肱二头肌处容易找到肌腹部位，在肌腹处容易取到肌梭、末梢神经、神经-肌肉接头等部位，在活检中更加全面地观察到每个部位的病变程度，所出的病理报告更加全面，对临床诊断作用更大；⑤在肱二头肌的肌纤维中1型、2A型、2B型肌纤维大致各占1/3，并呈现马赛克状排列，在发生病变的情况下可以明显地判断出肌纤维的分类和分布异常。所以在肌肉活检中所选取的肌肉大部分为肱二头肌，但在某些肌病中肱二头肌的病变程度较小，几乎为正常，或者是在肌病比较严重的情况下，肱二头肌病变较重，已经不适用于肌肉活检组织时，则应根据具体临床检查情况和肌电图结果进行其他骨骼肌的取材，一般情况下多为股四头肌，因为股四头肌附近的神经和血管靠近股骨而不易被损伤，所以相对其他骨骼肌来说它是安全的，而三角肌、腓肠肌和胫骨前肌等其他骨骼肌则较少选择，一般情况下只在这些肌肉出现选择性损伤或特殊情况下才会选择。

一、冻存

对于肌肉活检来说，标本的处理方法有组织化学检查法、电子显微镜检查法、生物化学检查法、去皮纤维检查法和永久性标本法，其中组织化学检查法是最常用的检查方法，在临床上来说也是使用最多的方法。电子显微镜是在确认包涵体时常用的手段；生物化学检查可以将进行性肌营养不良或者多发性肌炎的患者和血糖、脂质或者是线粒体异常性疾病患者进行鉴别诊断；去皮纤维检查一般用于检查恶性高热；永久性标本为石蜡标本，相比于冰冻标本来说操作比较复杂，一般仅在检查多发性肌炎浸润细胞的性质及对其进行抗体染色的情况下使用。

现今肌肉活检组织的取材一般使用局部麻醉，相比于全身麻醉，局部麻醉的风险较低，且对于有些肌病，例如强直性肌营养不良、中央轴空病和恶性高热等在手术中使用全身麻醉是非常危险的。肌肉活检手术是一个非常小的手术，通常情况下无需外科大夫，内科大夫也可以完成。在手术过程中通常使用的是利多卡因皮下注射，属于局部浸润麻醉。在麻醉过程中要注意不可注射进肌肉，因为利多卡因具有较强的毒性，若接触到肌肉则会造成肌纤维变性和坏死的人工假象。所以一定要注意尽量给予浅层皮下注射。麻醉后要注意顺着肌纤维的走向切开皮肤，钝性分离脂肪组织和结缔组织直达肌外膜处，取出小指甲盖大小（直径5mm，长度1cm）的肌肉标本，用带血的纱布或者生理盐水浸润过的纱布将标本包裹后放入带有密封条的塑料袋中送至实验室，如不能及时送达可先放入4℃冰箱内保存片刻，确认止血情况后，缝合伤口，进行包扎，活检结束。肌肉活检组织标本送入实验室开始处理。

【实验设备】

整洁的操作台、液氮罐、深低温冰箱。

【实验耗材】

小木片（干燥、干净）、塑料滴管、手术刀、100ml烧杯、镊子、圆珠笔、带塞小玻璃瓶、带封条的塑料袋、纱布（包裹肌肉的带血纱布的血为患者的血）。

【实验试剂】

黄蓍树脂胶、纯净水、液氮、OCT胶、异戊烷、戊二醛。

【实验步骤】

（1）取出适量黄蓍树胶粉，用塑料滴管慢慢滴入纯净水，不停地搅拌，之后取适量大小用OCT胶固定在小木片（圆柱状直径为2cm，高为2~3mm）上。在小木片的背面提前用圆珠笔写上患者病理编号。

（2）将带有密封条的塑料袋中由血纱布包裹的肌肉标本置于操作台上，用镊子取出纱布后用两个小镊子将纱布轻轻展开取出肌肉标本，并用手术刀对标本进行修整，使肌肉标本的肌束肌纤维方向一致。将切下的标本整理后放入盛有戊二醛的小玻璃瓶中，于4℃冰箱保存。注意在取出标本时动作一定要轻柔。

（3）用镊子将修整好的标本固定到有黄蓍树胶的小木片上。

（4）取异戊烷倒入特定的带有提手的烧杯中，并将液氮罐中的液氮倒入小桶中，将盛有异戊烷的烧杯放入液氮中。为了使异戊烷充分快速地冷却，需使用大镊子顺时针搅拌异戊烷。

（5）充分冷却的异戊烷，其烧杯底部及周围会有白色晶体析出，当出现白色晶体析出时就可以将处理好的肌肉标本迅速置于异戊烷中，并顺时针快速旋转60~80圈，肌肉变为嫩粉色后，将肌肉取出放入液氮桶中，依次将肌肉标本处理完后，再将标本放入-80℃冰箱内进行保存。

【注意事项】

（1）在用黄蓍树胶粉与纯水混合的时候要边搅拌边用滴管慢慢加入纯净水，若是一次性加入会出现混合不均匀，导致混合后的胶内含有较多颗粒，不利于包埋肌肉，若是加入的水过多，则在后期切片复温时容易出现裂痕，导致肌肉松动不固定从而损坏肌肉切片。

（2）使用OCT胶是为了将黄蓍树胶包裹的肌肉组织牢牢地固定在小木片上，防止时间过长后组织从小木片上脱落而分辨不出组织与患者的关系。

（3）要用圆珠笔在小木片上写下患者的病理编号的原因是标本长期在−80℃的冰箱内保存，碳素笔写的编号在长期低温的情况下会消失，不利于标本长期的保存和后期的使用，而圆珠笔在长期低温情况下比较稳定。

（4）之所以使用带有密封条的塑料袋是为了在塑料袋上写上患者的基本信息，防止在标本较多的时候放在一起出现混乱现象。

（5）在取出标本时要用镊子轻轻地夹取纱布边缘的原因是肌肉标本较为脆弱，若用镊子用力夹取或者用手直接抓取会导致肌肉内的肌纤维受到挤压导致损伤，干扰最终的病理报告结果。

（6）用血纱布或者生理盐水浸湿的纱布时要注意纱布不可以太湿，应该稍显干燥，因为纱布水分过多会导致肌肉膨胀，产生人工伪像。

（7）用手术刀修整标本时需注意，要将肌肉标本所带的多余的结缔组织和脂肪组织剔除掉，因为脂肪组织质地较软且不容易切，影响肌肉组织的切片质量。在用手术刀的时候要注意防护，防止割伤自己。

（8）用手术刀修整组织的原因之一，是肌肉标本最适宜的大小是直径为5mm，长度为1~1.5cm的圆柱状，所以当所送肌肉标本较大时，可将肌肉标本分为两块或者三块进行包埋，因为标本较大时，在冻存过程中会使其内部产生过多的结晶影响制片质量。

（9）要多取一缕肌肉标本泡入戊二醛中是为了需要的时候用电镜进行观察，戊二醛的标本需要置于4℃冰箱中才能长期保存。

（10）将修整的肌肉标本放入调好的黄蓍树胶上时，可在黄蓍树胶上挖一个小孔，像栽树一样将肌肉固定，注意在固定肌肉时将手术过程中被夹过的一端栽入黄蓍树胶内部，因为被夹过的肌肉会有一定的损伤而出现病理改变，不利于诊断，并在固定的时候不要将组织全部埋在黄蓍树胶内部。固定的时候一定要牢固，防止在切片时组织脱落而导致不必要的损耗。

（11）在取出异戊烷之前，先在小桶中加满液氮，注意应靠着小桶的边缘缓慢加入，防止液氮飞溅到身上。当液氮在桶中不再沸腾后，再将加满异戊烷的小烧杯放入液氮桶内，放入时要注意烧杯口高于液氮面，避免喷溅的液氮溅入烧杯内，因异戊烷与液氮混合后会形成一种固状胶体影响冻存组织。

（12）使用异戊烷作为液氮冻存介质的原因是，如果将组织直接放入液氮中，组织周围会产生大量的气泡，产生隔热断效应，会延迟冷冻速度导致冰晶的形成，故而选择产气泡较少的异戊烷。

（13）将烧杯放入液氮后，用长镊子在烧杯内部顺时针搅动异戊烷是为了使烧杯内的异戊烷快速平稳地与液氮的温度达到平衡。刚开始的时候液氮表面因激烈汽化而产生大量白烟，而后会逐渐减少。

（14）当液氮与异戊烷的温度达到平衡的时候，烧杯壁上会结上一层白霜，液氮表面也会处于平稳状态，然后用镊子夹取标本放在异戊烷中，迅速顺时针搅拌的原因是，如果温度不够均匀或者冰冻速度过缓，标本在冻存过程中标本内部会发生结晶导致形态变化，以及改变肌病本身的应有的病理变化，影响病理医生的报告，从而影响临床的判断。

（15）将冻好的标本放入液氮中是为了使组织表面的异戊烷挥发掉并充分冻结。

（16）在做完冻存后为了减少试剂浪费，节约成本，并减少污染，可以将烧杯内的异戊烷倒回试剂瓶内密封保存，下次继续使用。

（17）将标本放在–80℃的冰箱里进行密封保存，至少可以保存五年以上，并且所保存的标本再次使用的时候不会影响其组织化学检查结果，即与新鲜标本所做检查结果没有太大差异。但在保存时需要注意冰箱的状态，如果冰箱停止工作，那么存放的标本就会损坏，是不可逆的。

（18）在整个处理过程中需要穿戴防护服并佩戴好口罩和手套，因为在处理标本时所使用的试剂具有挥发性和破坏性，且患者可能患有某种传染性疾病，为了自身的安全需要做好自身防护。

骨骼肌活检的时候一定要注意以上事项，严格按照操作步骤进行操作，因为稍不注意就会造成人工伪像，而这种人工伪像均是不可逆的。在肌病的临床确诊中，肌肉活检基本上是属于必做的临床检查，所以对于临床来说，要想有一份高质量的活检报告，一块高质量的冻存组织块是非常重要且必要的。

二、切片

在病理检查中切片是和染色在一起的，肌肉活检切片后为透明的，在显微镜下观察并不清晰，所以需要进行各种染色后再观察。

【实验设备】

恒温冷冻切片机、深低温冰箱、恒温冷冻切片机专用刀片、单面保安刀片。

【实验耗材】

毛笔（大小不同的）、洁净的病理玻片、病理玻片架、塑料滴管、OCT胶、镊子。

【实验试剂】

双蒸水。

【实验步骤】

冷冻标本需要进行冷冻切片，在恒温冷冻切片机上进行操作。

（1）将恒温冷冻切片机的内部温度调为-23~-20℃后等待机内温度平稳。

（2）将在-80℃冰箱内保存的标本放入恒温冷冻切片机内进行复温。

（3）用塑料滴管滴加一滴双蒸水到冷冻切片机内的金属标本底座上，用镊子夹取带有小木片的组织，使得小木片与金属底座相冻结固定。

（4）切之前观察标本表面包裹的黄蓍树胶是否有裂痕，若是有裂痕则在裂痕处涂上OCT胶后放到-80℃冰箱内进行冷冻至少10min后拿出。

（5）调整机器内刀片的位置，和切片厚度（一般染色片子的厚度为8μm，免疫组化的片子厚度为5μm），准备好病理玻片和摆放玻片架。

（6）将组织固定到切片位置后先调整组织与刀片的位置，然后先快速转动对组织切面进行修理，当露出组织较大横截面时，进行连续切片。每个玻片上可粘两张连续切片。

（7）所切片子按照切片顺序摆放在病理玻片架上。

（8）切片结束后一定要记住关上旋转阀（旋转使刀片移动的部位）。

（9）将组织从切片处取下，后用单面保安刀片（使用钝了的刀片）从小木片和金属托处进行分离，再将小木片处的冰用刀片清理干净，使木片上的病理编号清楚地露出来。

（10）用完的组织及时放回到-80℃冰箱内保存，不可放在常温下，也不可长期放在冰冻切片机内。

【注意事项】

（1）调节恒温冷冻切片机的温度为-23~-20℃的原因是：一般情况下，当切片机内的温度高于-20℃的时候，所切标本容易出现褶皱；当温度过低，低于-23℃时，标本会过硬，容易出现横褶。恒温冷冻切片机具体的机内温度需要根据具体标本进行调节。例如，若是组织内的脂肪组织和结缔组织含量比较多，则需要将温度调得低一点，一般调为-23℃，因为脂肪组织和结缔组织内的结构与肌肉组织相比较为疏松，在温度为-20℃的切片机里，所切的片子出现较多褶皱，不利于后期染色观察。若是标本内部的脂肪组织和结缔组织较多，即使调低温度，也无法得到高质量的切片，可以使用冷冻喷雾剂进一步冷却刀片和标本，或者在刀片和标本上直接放置干冰，使其进一步冷冻后进行切片，就会得到伸展性良好的切片。

（2）标本不能在放入恒温冷冻切片机内立即进行切片的原因是，当组织温度没有达到与切片机内的刀片相近的温度时就进行切片，容易出现标本破裂的现象。所以，在将标本放入恒温冷冻切片机内后需要至少冷却20min以上再进行切片。

（3）将小木片与金属托冷冻在一起时，要注意尽量将小木片与金属托保持平行，这样可以尽量保证所切的片子内为肌肉纤维的横切面。

（4）在用双蒸水冻结小木片与金属托的时候一定要迅速，因为水在恒温冷冻切片机内（-20℃）会迅速凝固，若是慢了会出现冻结不牢固的现象，在切片时容易出现标本从金属托上脱落的现象。

（5）用镊子夹取标本而不用手碰触标本是因为在恒温冷冻切片机内的镊子温度与恒温冷冻切片机内相同，而手的温度为正常体温，若是用手碰触标本有可能会使标本出现冻融现象。

（6）观察黄蓍树胶上是否有裂痕是因为从-80℃的冰箱里拿出标本放入恒温冷冻切片机内-20℃的环境中进行复温，黄蓍树胶内部的结构会发生变化，类似于冬天结冰的水管一样会出现裂痕，若不进行处理直接进行切片，刀片的来回作用会导致组织从黄蓍树胶上脱落而损坏标本。

（7）OCT胶是在常温情况下进行保存的，在-20℃时会缓慢冷冻凝固，若恒温冷冻切片机在-20℃温度下涂上OCT胶，会使其缓慢凝固，同时与OCT碰触的组织很容易出现冻融。

（8）普通切片一般厚度为8μm，若太厚，后期连续染色时，标本很容易从玻片上脱落；若太薄，在冰冻切片上不容易切出质量较高的片子，在染色时有些病理表现不够明显。当免疫组化染色时，一般切片厚度为5μm，由于免疫组化时使用的是专门的防脱片，在染色过程中不容易脱落，且免疫组化染色用的是二氨基联苯胺法（DAB）显色，相比常规染色较为模糊，在较厚的组织下不易观察。

（9）在切片之前要先旋转修出最大面是因为，若是所切的面较小则无法将标本的内部全部看清楚，容易遗漏其中的局部性的病理改变，修出最大面进行染色则可以尽量避免这种人工误差的存在。

（10）对于周围组织检验中高质量的片子是检查的基础，且在切片时需要连续的高质量切片，在切片过程中经常会遇到以下问题：当切片容易破碎或者是切片没有黏在刀刃上而是黏在防卷板上时，可以微微转动组织，改变切片的方向可能就会得到比较好的效果，在调整阶段一定要找到好的角度，因为为了保证切片的完整度和不同染色的相互对比，在开始正式切片后组织不可以再进行移动；若切片未展开而是堆积在刀片和防卷板之间，可能是防卷板与刀片的位置不合适，那么可以调整防卷板与刀片的位置，边调整边进行切片寻找比较好的位置；若是所切片子厚薄不均或者所切片子有损坏且非标本问题时，是因为所用刀口不锋利或者是有破损，则需要更换切片所使用的刀片位置或者更换刀片，然后再重新进行切片，若是重新更换刀片则需要等待刀片降温到恒温冷冻切片机内相同温度后再进行切片。

（11）在向玻片上取组织时一定要水平粘取。否则，所粘取的组织容易出现肌细胞间隙增大的病理假象或者是出现褶皱等片子质量问题，会加大医生看片出报告的难度，也会影响报告的准确性。

（12）在标本量较多的情况下，可以多切几张作为备选。粘片后要按切片顺序进行摆放，染色时将最后切的最好的切片用于较重要的染色。

（13）在切片结束后一定要先将防卷板放下、旋转阀关住，再从切片机上将标本拿下，是为了防止在拿标本的时候手碰触到刀片将手割伤。因标本的患者可能患有传染性疾病，所以在整个切片实验中都需要做好自身防护，若是不小心被刀片割伤则需要立即去急诊进行处理，查明刀片所接触的肌肉的患者是否患有传染性疾病，并做相关的检验。

（14）在切片结束后，要用刀将标本从金属托上拿下而不是先将冰溶解，是为了防止在冰受热融解的过程中导致标本受热出现冻融现象。

（15）需要将小木片上的冰用刀去除，一是为了将小木片上的病理编号露出来，若是有不清楚的部分及时补上，二是为了下次使用的时候可以大体上找到本次所切的组织面，不需要重新修整减少组织的损耗，也可以使新片子与以前的片子具有可比性。

（16）所有的冰冻操作都需要在恒温冷冻切片机内完成的原因是，防止在切片过程中导致标本发生冻融，因为冻融过后的标本再进行切片时其切片难度会增加，而且所切片子内会产生大量的冰晶，其内部结构均会有一定程度的破坏而无法进行使用。

（17）标本不可以长期存放于恒温冷冻切片机，其原因是标本在-20℃的环境下肌肉组织无法长期保存。

（18）冰冻切片一般短时间内（2~3h）可直接放入4℃冰箱保存，若隔天使用应直接放入-20℃冰箱内进行保存，若时间较长，应放入-80℃冰箱内保存。若切片需要进行免疫组化染色，则应在切完后立即放入70%乙醇，于4℃冰箱保存。

（19）染色时，从冰箱内拿出的片子至少要在室温下放置到片子达到室温后再进行染色，Gomori染色和酶染色一定要在当天进行，因为时间越长其染色效果越差；免疫组化染色则最少需要在乙醇内浸泡3h后才能进行染色。

第三节　周围神经样本

周围神经是指脊髓及脑干软脑膜以外的所有神经结构。其中包括除了嗅神经和视神经以外脑神经（与脑相连的周围神经）、脊神经（与脊髓相连的周围神经）、躯干神经（分布在体表、骨、关节和骨骼肌内的神经）、内脏神经（分布在内脏、血管、平滑肌和腺体内的神经）。而在脑神经、脊神经和内脏神经中，各自都含有感觉和运动的成分。

脑神经是指与脑部相连的周围神经，根据出入脑位置的前后次序，共有十二对，按功能分为三类，分别是运动性神经、感觉性神经以及混合性神经。嗅神经为感觉神经，从筛孔进入端脑（嗅球），主要用于传导嗅觉；视神经为感觉神经，从视神经孔进入间脑（视交叉），主要用于传导视觉；动眼神经为运动神经（内含副交感神经纤维），从框上裂进入中脑（脚间窝），主要用于支配上睑提肌、上直肌、下直肌、内直肌、下斜肌、瞳孔括约肌及睫状肌；滑车神经为运动神经，从框上裂进入中脑（前髓帆），主要用于支配上斜肌；三叉神经为混合神经，从框上裂（第一支）、圆孔（第二支）、卵圆孔（第三支）进入脑桥（脑桥臂），主要用于传导面部、鼻腔及口腔黏膜感觉，支配咀嚼肌；外展神经为运动神经，从框上裂进入脑桥延髓沟（中部），主要用于支配外直肌；面神经为混合神经（内含副交感神经纤维），从内耳门－茎乳孔进入脑桥延髓沟（外侧部），主要用于支配面部表情肌、泪腺、唾液腺，传导舌前2/3的味觉及外耳道感觉；前庭蜗神经为感觉神经，从内耳门进入脑桥延髓沟（外侧端），主要用于传导听觉及平衡觉；舌咽神经为混合神经（内含副交感神经纤维），从颈静脉孔进入延髓橄榄后沟（上部），主要用于传导舌后1/3的味觉和咽部感觉，支配咽肌、腮腺；迷走神经为混合神经（内含副交感神经纤维），从颈静脉孔进入延髓橄榄后沟（中部），主要用于支配咽、喉肌和胸腔内脏运动；副神经为运动神经，从颈静脉孔进入延髓橄榄后沟（下部），主要用于支配胸锁乳突肌和斜方肌；舌下神经为运动神经，从舌下神经管进入延髓前外侧沟，主要用于支配舌肌。在十二对脑神经中除面神经核下部及舌下神经核只受对侧皮质脑干束支配外，其余均受双侧支配。

脊神经为与脊髓相连的周围神经，每对脊神经借前根和后根连于一个脊髓节段。人体的脊神经共有31对，可分为五部分：8对颈神经、12对胸神经、5对腰神经、5对骶神经以及1对尾神经。而脊神经为混合性神经，一般情况下脊神经内含有躯体感觉纤维、躯体运动纤维、内脏传入纤维和内脏运动纤维四种纤维成分。

脊神经前根属于运动神经，含有支配骨骼肌的躯体运动性神经纤维和分布于平滑肌、心肌和腺体的内脏运动性的神经纤维；后跟属于感觉神经，含有传递温、痛、触、压觉和本体感觉的躯体感觉性神经纤维和传递内脏感觉的内脏感觉性神经纤维。每条脊神经干在出椎间孔后立刻分为前支、后支、脊膜支和交通支。前支分别交织成丛后形成颈丛、臂丛、腰丛和骶丛，然后再发出分支，分布于躯干前外侧及四肢的肌肉和皮肤，管理肌肉运动和皮肤感觉；后支分成肌支和皮支，皮支分布于项、背和腰骶部的深层肌，管理肌肉运动，皮支分布于枕、项、背、腰、骶及臀部皮肤，负责皮肤感觉；脊膜支分布于脊髓被膜、血管壁、骨膜、韧带和椎间盘等部位，作用于一般感觉和内脏运动；交通支是作为连接脊神经和交通干之间的细支。

大多数的周围神经都是混合神经，包括由结缔组织、血管及淋巴管等包被的感觉纤维、运动纤维、交感纤维、副交感纤维。感觉神经为传入神经，当感觉由皮肤、关节、肌腱和内脏的神经冲动传入时，由脊神经后根、后根神经节和脑神经的神经节组成的传感器传入中枢神经系统；运动神经为传出神经，将神经冲动通过由脊髓前角和侧角发出的脊神经前根和脑干运动核发出的脑神经传出到周围的效应器上。交感神经和副交感神经均属于自主神经，且交感神经和副交感神经又均分为节前纤维和节后纤维。交感神经的节前纤维起始于C8~L2的脊髓侧角神经元，通过脊神经前根和白交通支到脊髓旁交感干的椎旁神经节和腹腔神经节并换元；节后纤维则随脊神经分布到汗腺、血管平滑肌，且大部分随神经丛分布到内脏器官。副交感神经的节前神经起源于脑干和S2~4脊髓侧角核团所发出的纤维，在其支配的脏器附近或在脏器内神经节换元；节后纤维支配瞳孔括约肌、睫状肌、颌下腺、舌下腺、泪腺、鼻腔黏膜、腮腺、气管、支气管、心脏、肝、胰、脾、肾和胃肠等内脏和腺体。交感神经和副交感神经的作用是相互拮抗的，交感神经兴奋时可引起机体消耗增加、器官功能活动增加，副交感神经兴奋的时候可抑制机体损耗、增加储能。所以交感神经和副交感神经在大脑皮质的调节下通过下丘脑干及脊髓的各节段既拮抗又协调地共同调节器官的生理活动，且所有的调节活动均在无意志控制下进行。

由交感神经和副交感神经组成的自主神经支配着人体的内脏器官（例如消化道、心血管、呼吸道及膀胱等）及内分泌腺、汗腺的活动和分泌、并且参与调节葡萄糖、脂肪、水和电解质的代谢，以及体温、睡眠和血压等的调控。而自主神经又分为中枢自主神经和周围自主神经。中枢自主神经包括大脑皮层、下丘脑、脑干的副交感神经核团以及脊髓各节段侧角区，且大脑皮质各区均有各自主神经的代表区，例如与膀胱、肛门括约肌调节有关的旁中央小叶；与内脏活动有关的岛叶和边缘叶等。而下丘脑则是自主神经的皮质下中枢，前区为副交感神经代表区，后区为交感神经代表区，共同调节机体的糖类、水、盐、脂肪代谢，以及体温、睡眠、呼吸、血压和内分泌的功能。周围自主神经则由交感神经系统和副交感神经系统组成，机体的内脏器官均受到交感神经系统和副交感神经系统的双重支配，两者相互拮抗又相互协调，维持机体功能的平衡性、完整性，使机体适应内外环境的变化。任一系统功能的不足或者亢进都会引起机体功能的失调。

　　周围神经的微观结构和四种基本病理改变：周围神经由神经纤维成束而形成。有直径小于0.4mm的较小神经纤维束，有一些直径超过6.5mm的粗大神经纤维束。较小的感觉神经纤维束的主要作用是传递痛温觉以及控制身体的自主神经功能，如心率、血压和温度等。较大的运动神经纤维束的主要功能是传递信息到肌肉，较大的感觉神经纤维束则主要是用于触觉和位置觉的信号。每条神经纤维上都包裹着雪旺细胞（Schwann's cell），并且雪旺细胞产生数层被称为髓鞘的脂质绝缘层。由于周围神经有不同部分组成，故而当不同部位发生不同的病理变化时可能导致不同的临床表现，通常情况下周围神经病的病理变化可分为四种，①沃勒变性：当受到外伤的情况下使得轴突断裂后，不再有轴浆运输提供维持和更新轴突所必需的成分，使其断端远侧的轴突自近向远发生变化和解体；②轴突变性：是一种临床上常见的周围神经病理改变，基本病理变化是轴突的变性、破坏和脱失，病变通常情况下由轴突的远端向近端发展，被称为"逆死性神经病"，可由中毒、代谢营养障碍以及免疫介导性炎症引起；③神经元变性：是由神经元胞体变性坏死继发的轴突及髓鞘破坏，其纤维的病变与轴突变性相似，但不同的是神经元变性后其轴突的全长在短期内就会变性和解体，一般可见于后根神经节感觉神经元病变，例如有机汞中毒、大剂量的维生素 B_6 中毒或者癌性感觉神经病等，也可见于运动神经元病损，例如急性脊髓灰质炎和运动神经元病等；④阶段性脱髓鞘：脱髓鞘指的是髓鞘破坏而轴突相对保存的病变，病理上一般表现为神经纤维有长短不等的阶段性脱髓鞘破坏，雪旺细胞增殖，因病变可不规则地分布在周围神经的远端及近端，但长的纤维比短的纤维更易于受损而发生传导阻滞，所以一般在临床上四肢远端的运动和感觉障碍较为严重，这种症状可见于炎症、中毒、遗传性或者后天性代谢障碍。一般情况下接近细胞体的沃勒变性可以导致细胞坏死，轴突变性可以导致脱髓鞘，神经元变性可以导致轴突变性，严重的脱髓鞘也可以导致轴突变性，所以这四种病理变化在临床上来说是相互关联的。

一、电镜标本制备

神经病理主要进行腓肠神经活检，一般情况下会将所取神经一分为二：一份做石蜡包埋，一份做电镜包埋，石蜡包埋的情况与普通标本大致相同，所以这里主要说的是电镜包埋。

【实验设备】

通风橱、聚合器、实验烤箱、搅拌器。

【实验耗材】

1.5ml 的 EP 管、量筒（100ml 和 50ml）、100ml 棕色磨口瓶、烧杯（100ml、50ml 和 150ml）、玻璃棒、磁芯、注射器（10ml 和 5ml）、牙签、聚合板、碳素笔、A4 纸、镊子、带刻度的塑料滴管、刀片、干燥剂、封口膜、剪刀。

【实验试剂】

2.5% 戊二醛、0.1% PBS 溶液、1% 锇酸、双蒸水、100% 乙醇、环氧丙烷、树脂（由 Epon812、DDSA、NMA、DMP-30 配制而成）。

【实验步骤】

（1）神经活检在手术之前需要提前取好固定液两瓶（2.5% 戊二醛和福尔马林）并放在 4℃冰箱中进行保存。

（2）手术取下的神经标本纵切为两半，一半放入福尔马林固定液中进行石蜡处理包埋，另一半放入 2.5% 戊二醛内并放入 4℃冰箱内保存，这一系列的操作需要在 15min 之内完成。

（3）泡入福尔马林固定液中的标本就可以送到病理科进行石蜡包埋处理了，而泡在 2.5% 戊二醛固定液的标本则送到实验室，放到 4℃冰箱里进行固定处理，按照要求是在 2.5% 戊二醛固定液内固定 2h 即可，但是在具体实验中考虑到操作时间和技术人员时间的问题，会将 2.5% 戊二醛固定液内的标本放入 4℃冰箱中保存，集中处理标本。

（4）至少提前一周将 50ml 量筒、100ml 棕色磨口瓶、100ml 烧杯、玻璃棒、0.5g 锇酸放入酸缸内浸泡（浸泡时间至少要 5d）。

（5）在试验 2d 之前将泡在酸缸内的 50ml 量筒、100ml 棕色磨口瓶、100ml 烧杯、玻璃棒用双蒸水浸泡清洗，至少需要将所有物品用双蒸水涮洗 3 次。

（6）整理并打开通风橱将所洗物品放入通风橱内，在烧杯内加入 60ml 左右的双蒸水，用玻璃棒将棕色磨口瓶内的锇酸小瓶捣碎后用烧杯量取 50ml 的双蒸水加入棕色广口瓶中，盖上瓶塞后轻轻摇匀后在瓶口处用密封条加封一下，再将广口瓶放入一个较大的密封玻璃瓶中，将其密封好，然后将密封瓶一起放入4℃冰箱内。因为一次所配的锇酸试剂不会一次试验就使用完，所以在每次试验之前都需要先观察一下试剂瓶内的锇酸是否有被氧化，若是被氧化则需要重新配制。

（7）在实验开始之前写下需要处理的神经标本的患者病理编号，通过神经标本的数量计算出本次实验所需的树脂包埋剂的含量，然后决定所配树脂包埋剂的量，从而找到所需的烧杯和注射器的规格和数量。

（8）打开烤箱并把温度调到80℃，将准备好的洁净的烧杯、磁芯、注射器、牙签、聚合板、塑料滴管等放入烤箱内进行烘烤。

（9）取出与标本数量相同的1.5ml EP管，用记号笔在EP管的盖子和管身都写明患者的病理编号，并放在EP管的摆放架上。并在每个EP管中加入1ml的0.1% PBS溶液。

（10）从4℃冰箱中取出由2.5%戊二醛固定的神经，用镊子夹出对应病理编号的神经，取中段形态较好的神经横切大约为0.1mm，并将神经纵切均分为两份，若是神经非常细则可不分，若是神经相比平常较粗则可分成三份。将切好的神经放入1.5ml的EP管内，并将剩余的神经放回固定液内，再放回冰箱。在切取神经的过程中，用碳素笔在A4纸上写下病理编号及分号例如0000-1，每个号码需要在笔记清楚的前提下能够放入聚合板的小孔中，然后把纸条按照号码剪开后放入烤箱内。

（11）将通风橱打开，将EP管、EP管架子、两个塑料滴管（一个用于向EP管内加入试剂，一个用于从EP管内吸出试剂）和0.1% PBS溶液拿到通风橱内。

（12）用0.1%的PBS溶液将EP管内的神经清洗三次，每次试剂在EP管内停留10min，后将清洗完的废液倒入废液瓶中。

（13）取一只干净的塑料滴管，从4℃冰箱中将锇酸试剂取出，用干净的塑料滴管从瓶中取出锇酸，在每个EP管内加入1ml的锇酸。盖好盖子后轻轻震荡EP管后静置2h。再加入锇酸后，将锇酸试剂瓶重新密封好按照原样放回4℃冰箱内。

（14）经2h后观察神经块变黑时，将锇酸试剂吸出后倒入锇酸废液瓶中。

（15）用双蒸水清洗神经三次，每次双蒸水在EP管中的时间为10min。以上为神经的固定步骤。

（16）在加双蒸水清洗的过程中可以根据表6-1中配方将所需的树脂包埋剂的量配出，打开振动搅拌器，使用提前在烤箱中烘烤过的烧杯来配制，所需的毫升数用烤过的注射器来测量，在烧杯内加入磁芯，配好树脂包埋剂后用封口膜将烧杯密封，外部使用大号烧杯倒扣。

表 6-1 树脂包埋剂的配方

配方	夏季（环境湿度 70% 以上）	冬季（环境湿度 40% 左右）
Epon812	4.85ml	4.77ml
DDSA	1.80ml	2.38ml
NMA	3.20ml	2.70ml
DMP-30	0.15ml	0.15ml
总体积	10ml	10ml

（17）用双蒸水清洗过后再对神经进行梯度乙醇脱水：先用50%的乙醇进行两次脱水，每次的时间为9min；再用70%的乙醇进行两次脱水，每次的时间为9min；然后用90%的乙醇进行两次脱水，每次的时间为9min；最后用100%的乙醇进行两次脱水，每次的时间为9min。

（18）神经经过乙醇脱水后，将用过的乙醇倒入废液瓶中，再加入环氧丙烷进行置换，需要置换两次，每次10min。

（19）在第二次环氧丙烷置换过程中，在最后2min开始配制接下来渗透过程中所需的试剂。将震荡器关闭后，将所配的树脂包埋剂从机器上拿下来，取一个干净的烧杯，用从烤箱里拿出来的塑料滴管取适量的树脂包埋剂与环氧丙烷以体积比1∶1进行混合，顺时针搅拌100圈配成渗透液Ⅰ。在配制时间内神经在环氧丙烷内的置换时间差不多就到了，将环氧丙烷吸出后加入渗透液Ⅰ，混合后静置40min。

（20）接着配制渗透液Ⅱ：将树脂包埋剂与环氧丙烷以3∶1的比例进行混合，同样在混合后将试剂顺时针搅拌100圈，然后吸出渗透液Ⅰ加入渗透液Ⅱ。同样在EP管内震荡几下后静置40min。

（21）将试剂吸出，加入少量的（可以将组织块淹没的高度）树脂包埋剂后静置40min。

（22）40min后准备好聚合板，在聚合板的小孔上滴加少量的树脂包埋剂，再将烤箱内烘烤的病理编号拿出，按顺序放入加有树脂包埋剂的小孔里，用牙签轻轻压平，然后从EP管中按照病理号取出神经放入对应的聚合板小孔中，再加满树脂包埋剂，调整好神经的位置，然后设定聚合器为：先45℃烤5h，然后60℃烤5h，最后80℃烤5h。

（23）15h后可以将神经取出，为半透明琥珀状的神经块。

【注意事项】

（1）在用酸缸泡酸时，应将锇酸放入棕色广口瓶中，并将广口瓶内灌满酸液后盖上盖子再泡入酸缸内。其原因是，锇酸是固体，若放在小玻璃瓶中，在泡酸时因密度较低一直浮在表面而无法充分浸泡，而且锇酸小瓶为玻璃制品，非常脆弱容易破裂，所以放在广口瓶中更安全一些。

（2）泡酸是为了使所用仪器保证最大限度的清洁，且在泡酸后用双蒸水洗仪器的时候要注意不要用手污染仪器，尤其广口瓶内部、锇酸和玻璃棒，否则容易污染试剂。

（3）配好的锇酸放入广口瓶内，并用封口膜封口后还要放入密封罐内，是因为锇酸试剂极容易氧化挥发，导致周围试剂瓶发黑。

（4）在切取神经标本时，一定要注意不可以选用被夹过或有明显手术损伤的部位，因为被夹过和破损的部位会出现内部神经束和神经纤维的损伤，在制片后出现人工伪像。

（5）在分割神经时要根据神经的粗细进行，因为在实验过程中使用的是试剂浸润的方法，若是标本过大过厚则不利于试剂浸透而影响实验。

（6）标本使用0.1%的PBS溶液进行清洗标本，是因为2.5%戊二醛固定液是用0.1% PBS溶液稀释配制的。

（7）在向标本内添加锇酸时需要用新的塑料滴管，若在加样的过程中滴管碰到其他位置需要更换塑料滴管，以防止污染锇酸，导致变质。

（8）在实验中用锇酸处理神经不可超过2h，以免影响神经的硬度，增大切片难度。

（9）在脱水过程中，一定要注意时间和次数，脱水时间过短或次数不够则会导致脱水不够完全，影响切片，脱水时间过长或次数过多则会导致神经内部发生皱缩而无法观察。在脱水过程中，最好每次所用的脱水试剂都刚刚配制，因为乙醇会挥发，配制时间过长，浓度会降低，影响神经内部结构。所用的乙醇必须是密封的乙醇，且可以在100%的乙醇中添加无水硫酸钠防水，以保证乙醇体积分数。

（10）在配制渗透剂时，一般先加入树脂包埋剂再加入环氧丙烷，因为环氧丙烷容易挥发，在空气中暴露时间过长会使所配试剂浓度误差变大，影响标本的质量。

（11）在最后聚合之前的包埋时，要注意树脂包埋剂是否含有气泡，在用塑料滴管时不要打入空气，避免产生气泡，加入神经标本后要注意写有病理编号的纸条要在标本下方，两者之间最好不要相互接触，在最后上机之前一定要使神经与聚合板底部平行，与侧面垂直。若是小孔中有气泡则将气泡赶到后面，切忌不要在神经处，否则会影响切片质量。

（12）在处理神经标本的过程中，需要注意试剂的顺序不可以混乱，对时间的把握也一定要精准，此外，在标本的处理过程中用到了大量的危险化学品，所以一定要注意自身安全。

二、切片

神经标本的切片包括石蜡切片和半薄切片两种，其中石蜡切片只要是在病理科完成，切片结束后根据患者临床和HE染色的要求进行Gomori三色染色、刚果红染色、锇酸染色以及各种免疫组织化学染色。半薄切片又称为光镜切片，是电镜超薄切片技术中的一种有效的定位方法，它相比于石蜡切片来说，对技术的要求更高，其图像的清晰度、分辨率也远高于石蜡切片，因此电镜切片更有利于获得高质量的光镜图像。所以下面主要讲电镜切片。

【实验设备】

半薄切片机、半薄切片修块机、80℃烤箱、制刀机、光学显微镜。

【实验耗材】

矬子、单面保安刀、玻璃条（玻璃刀的半成品）、白色胶布、滤纸、染色缸、病理玻片、塑料滴管、烧杯、斜面牙签（牙签的尖头部被削成一个倾斜的平面）、洗耳球、铅笔、橡皮、马克笔、密封袋（小号病理袋即可）、A4纸、胶头滴管瓶。

【实验试剂】

甲苯胺蓝、天青美蓝、双蒸水。

【实验步骤】

目前所使用的半薄切片机为半自动式的切片机，比以前切片的难度减弱，质量有所提升。半薄切片的具体步骤如下。

（1）首先观察从聚合器中取出的组织块，若外部空气过于潮湿，标本块颜色过浅，质地较软，可以将组织块放入烤箱内80℃烤2h。

（2）在切片之前，将所配制的甲苯胺蓝试剂进行过滤至染色缸，放入80℃烤箱内加热。

（3）打开半薄切片修块机、半薄切片机、烤片台，并将烤片台的温度调到70℃。将烧杯冲洗干净，加入一定量的双蒸水和一支干净的塑料滴管，放于半薄切片机边，并在半薄修块机旁边放上一张A4纸。

（4）计算好应切的神经标本数，用制刀机将玻璃条制出玻璃刀。并将制好的玻璃刀放在切片机上从镜头往下观察，保证所制的玻璃刀可用。

（5）将神经标本块神经处向上固定到修块模上，将修块模放在A4纸上，然后用锉子将神经周围包裹的树脂包埋剂修掉，上部用锉子进行修磨，使神经露出，然后将神经放到修块机上，从镜头处观察神经位置和周围的树脂包埋剂，用单面保安刀水平轻修神经块的表面，使其在镜下光滑平整，然后将神经周围的树胶包埋剂劈掉变成一个梯形，尽量只留下神经组织。

（6）将修好的神经块放到半薄切片机上，拿出提前制好的玻璃刀，调整好玻璃刀的刀面和组织块之间的距离，然后使用比较不锋利的一段对组织进行修理，在修理过程中，若遇到刀痕就需要调整刀的位置，将刀痕避开，当修到整个组织块表面可以反射五彩光的时候即可。

（7）将玻璃刀拿下，用白布胶带做一个面积大于组织块的胶带，且使胶带的表面与玻璃刀刀面在同一水平面上，胶带与玻璃刀粘贴紧密。将玻璃刀放回半薄切片机上，轻轻调整位置使得玻璃刀切到神经块且所用玻璃刀的位置没有破损时，调整半薄切片机的切片厚度为0.6μm，并设定神经的切片位置，启动开始键开始切片，从镜头处观察当所切出的标本泛五彩光时，按"暂停"键，将标本暂停在玻璃刀下方，用洗耳球将玻璃刀凹槽内的废弃组织吹走，用塑料滴管吸取烧杯内的双蒸水滴入凹槽内，然后用针管吸取液面上多余的水分使得凹槽内的双蒸水液面与玻璃刀和白色胶布所形成的平面相同。然后按"开始"键，使得半薄切片机继续切片。

（8）取一张干净的病理玻片，在玻片头部磨砂处用铅笔写上该标本的病理编号，编号朝上，然后在玻片尾部滴一滴双蒸水（双蒸水成聚集状态），然后按半薄切片机的"开始"键，继续切片。如果所切标本不符合要求，立即使用特制牙签将组织捞出，用实验纸巾将其擦掉；若为符合要求的标本，则用牙签轻轻捞出平展在玻片的水滴上，使其处于展开状态，然后将玻片放在烤片机上进行烤片。

（9）当玻片烤干时，将片子放到显微镜下进行粗略地观察，确定所切片子上的神经组织是否完整；若完整，则半薄切片机继续工作，重新在玻片上滴上水滴进行选片，当玻片上的片子够五片时就可以停止，将其放在烤片机上进行烤片，一般情况下需要烤2h以上；若所切片子上的神经标本不完整，则需要将神经标本块从半薄切片机上拿下来重新进行修块、切片，一直到所切的片子中的神经组织完整为止。

（10）在标本足够的情况下，每个神经标本最好切两张片子（两个病理玻片），当烤片时间超过2h时，便可以取其中一份玻片，先用洗耳球将玻片吹干净，然后用甲苯胺蓝试剂染色，新配试剂一般情况下染60~70min，随着所配试剂时间的延长，染色时间要缩短，但最少要染色半小时。染色后用水滴状的水流对病理玻片进行冲洗，片子的前后都要冲洗。然后放到烤片台上烤干后，可以在光学显微镜下观察。

（11）当染色效果不理想时，若颜色太浅，则使用天青美蓝染色，在烤片台上先用洗耳球将玻片吹干净，然后直接放在烤片台上，用胶头滴管滴加天青美蓝染色剂，当片子上的试剂边缘开始要凝固时，用水滴状的水流将片子上的试剂冲洗干净后，放到烤片台上烤干；若染色太深，则可以将片子用水流多冲洗一会或者找一个干净的染色缸内加入双蒸水，将片子在双蒸水中浸泡1~2min（注意防止玻片上的标本脱落），若颜色无法褪去，则可以使用备用玻片将染色时间缩短，重新进行染色。

（12）最后，要将切好的神经块从半薄切片机上取下，放到密封袋中密封保存，并用记号笔记下袋中的标本病理号码。

【注意事项】

与石蜡切片相比，半薄切片的图像的清晰度和分辨率都要更高，也更便于某些诊断，但是半薄切片的质量要求也要更高一些，在切片过程中需要注意如下几点。

（1）甲苯胺蓝试剂在使用前一定要先过滤，因为甲苯胺蓝试剂在配制过程中会有残渣，若直接进行染色，玻片上会留下大量的杂质沉淀，降低片子的质量，影响医生观察神经的病理改变。

（2）使用前烧杯一定要冲洗，因为半薄切片所使用的烧杯是固定的，平常不用会有粉末灰尘，若直接加入双蒸水进行使用，则容易导致双蒸水内有杂质，这样所制出的片子内部会附有杂质，同样会降低片子的质量，最终影响医生观察神经的病理改变。

（3）每次切片之前都要先制刀，因为玻璃刀在空气中会发生氧化，使得刀刃变钝，从而使得所切出的片子不够通透，会对医生的病理诊断有影响。

（4）在半薄修块机旁垫上A4纸，并在A4纸上进行简单的粗修，是因为粗修时使用锉子会造成很多的粉尘垃圾，不易清理。在A4纸上操作结束后，将A4纸直接去除，更易打扫干净。

（5）在切标本的时候要避开刀口，是因为刀口会在片子上留下明显的刀痕，刀痕出现在片子上影响美观，同时刀痕直接出现在神经组织上，会导致医生没办法看到神经内的详细情况，从而影响医生的判断。所以在切片过程中最好不要有刀痕。若避不开，就将刀痕尽量靠近边缘，不要接触到神经组织。

（6）玻璃刀刀刃与胶带上围在同一水平面上，是为了后期向凹槽内加入双蒸水时，可以使水平面与组织切面垂直，更易切出质量较好的片子；玻璃刀与胶带紧密黏在一起是为了防止后期加水后，双蒸水从缝隙溜走造成低液面而影响切片。

（7）在切片过程中，若是片子经常黏在玻璃刀上不易展开，是因为所配的胶太软，应该用冬季配方，若总是碎片，则是因为所配的胶太硬而导致的。

（8）使用针管可以精确地控制水量，调节液面，使液面达到水平状态，因为液面凸起时所切标本容易进入水中，不易浮在表面展开，而且组织块的切面上容易沾染水滴，不利于后期的切片；若是液面太低，则标本在切片过程中不易展开。

（9）烤片时间过短，则组织与玻片之间的水分没有完全蒸发，此时移动容易脱片，且在标本内部容易形成褶皱，不利于医生观察神经标本内部的病理改变。

（10）染色前用洗耳球吹玻片，是因为玻片静置在烤片台上，在修块过程中会产生大量的粉尘，玻片上会存在粉尘杂质，若不提前吹干净，则在染色过程中就会使其附着在片子上而流水无法冲洗干净，最终影响片子质量。

（11）用甲苯胺蓝试剂染色时，甲苯胺蓝试剂存放时间越长，染色时间越短，因为甲苯胺蓝试剂是用甲苯胺蓝粉末和双蒸水配制的，在高温情况下水会蒸发，但是甲苯胺蓝不会，所以随着使用时间增加甲苯胺蓝试剂的浓度也在增加。

（12）标本一定放在密封袋里保存，因为电镜块受潮会变软而不好切，所以放入病理袋中密封保存。

（13）在整个切片过程中会产生粉末污染而影响呼吸道，所以一定要记得戴好口罩。

第四节　周围血管冻存样本、切片样本

人体的血管遍布全身，血液是人体与外界进行物质交换的载体，它依靠发动机心脏的泵出，源源不断地在血管内穿行，在经过肺脏时进行物质交换，把含氧量高的动脉血运送到身体的各个组织器官，供给其能量，把全身组织器官内的残留代谢产物运送到肺脏、肾脏、皮肤等器官，以气态、尿液或汗液的形式排出体外，为它们减负解毒。周围血管是指心血管、脑血管及主动脉以外的血管系统，包括动脉、静脉和毛细血管系统，涉及胸、腹、盆腔等脏器，以及躯干、四肢的血管。在临床医学上，周围血管多涉及周围血管疾病，主要是因为一些基础性问题导致的身体外周血液循环出现阻碍或者异常病变。如四肢动脉或静脉因管壁病变、血栓形成、栓子栓塞等多种原因发生血管狭窄或阻塞而引起缺血或瘀血肿胀等相应症状的疾病。

　　周围血管疾病指除冠状动脉之外的主动脉及其分支动脉的狭窄、闭塞或瘤样扩张疾病，主要包括结节性多动脉炎、闭塞性脉管炎、闭塞性动脉硬化、动脉粥样硬化，以及高血压、创伤等引起的继发性血管改变等。根据血管有无阻塞，可以分为阻塞性血管病变和非阻塞性血管病变。前者主要为血管壁增厚和/或继发血栓形成引起的管腔狭窄、闭塞，后者主要是血管壁溃疡、动脉瘤和血管破裂出血等，其中动脉瘤又可分为真性动脉瘤、夹层动脉瘤和假性动脉瘤。阻塞性血管病变常因管腔闭塞而造成其所供血器官的萎缩、变性和坏死；动脉瘤处常易形成血栓，血栓脱落可造成重要器官的梗塞，动脉瘤增大会压迫周围脏器，甚至破裂而引起致命性大出血，动静脉狭窄会引起血流动力学的改变，造成分流以下组织供血不足，较大的分流有可能加重心脏负荷。虽然目前周围血管疾病的临床研究和理论研究等取得重要成果，但是血栓闭塞性脉管炎、闭塞性动脉硬化症、大动脉炎、糖尿病肢体动脉闭塞症，仍然是难治性疾病，总的治愈率为30%～50%，病残率和截肢率还比较高，所以周围血管疾病的发病机制及病理进程亟需进一步研究。

　　目前以传统的动脉粥样硬化危险因素来预测冠心病发生的风险仍不完善，通过观察外周无症状的动脉疾病可更好地预测脑血管事件的发生。此外，动脉粥样硬化是一种全身性疾病，除冠状动脉以外，还常累及颈动脉系统、肾动脉、下肢动脉及主动脉等多处血管，即周围动脉粥样硬化，是周围动脉症状性阻塞的最常见原因之一，周围动脉粥样硬化的病理生理基础与动脉粥样硬化一致，危险因素也相似，包括吸烟、糖尿病、原发性高血压（高血压）、高血脂、高龄、肥胖及阳性家族史。年龄超过65岁人群的周围动脉粥样硬化患病率约为20%，事实上这可能是保守的估计，因为周围动脉疾病病程进展隐匿，可以长期没有临床症状或症状不典型，这类患者的周围动脉疾病症状要么被忽视，要么误诊为其他病因（如退行性病变、关节炎等），晚期表现为肢体血压的变化和临床症状。临床研究发现，无论周围动脉疾病症状是否典型，与普通人群相比，周围动脉疾病患者发生缺血性卒中的风险明显增加。在高血压防治指南中，周围动脉疾病也被视为冠心病的等危症，属于心血管疾病的高危人群，必须进行及时、有效的干预治疗，最大限度地降低心脑血管疾病和死亡风险。因此对于周围血管疾病的研究将有助于临床早期诊断及治疗神经系统疾病，本节将主要介绍临床研究中周围血管标本的冻存及切片的保存方法，为临床研究人员提供标准流程。

一、血管组织冻存样本的保存

【实验设备】

恒温水浴箱、4℃冰箱、−20℃冰箱、−80℃冰箱、25L液氮罐、电子pH计、显微镜、超净工作台。

【实验耗材】

一次性手术刀片、镊子、眼科剪、消毒棉签、5ml冻存管、一次性医用橡胶手套、玻璃培养皿。

【实验试剂】

75%乙醇、生理盐水、胎牛血清、二甲基亚砜（DMSO）、青霉素、链霉素、Hank′s平衡盐溶液、PBS溶液。

【实验步骤】

（1）术中周围血管组织标本离体后应立即（尸检标本应争取在死亡后尽可能短的时间内）用无菌生理盐水或已加入双抗（青霉素100μg/ml、链霉素100μg/ml）的Hank′s平衡盐溶液冲洗，将血管浸没于PBS溶液中，用眼科显微镊夹住血管远端内约3mm处的管壁组织，保持远端管口自然张开，将血管远端从远端管腔内逐渐递向近端管腔，自近端管口翻转出内膜，使得血管内膜暴露在外，用PBS溶液充分冲洗血管至不再含有红细胞，即流出的液体基本上为PBS溶液为止，然后将血管复位，放入盛有无菌缓冲液的容器中，冰上保存（2~8℃）的条件下2h内运送到实验室进行后续处理。

（2）在无菌环境中（超净台或生物安全柜）进行后续操作，取出浸泡在缓冲液中的血管组织，用新的无菌缓冲液清洗干净组织表面的血液。

（3）将清洗好的斑块组织转入另一盛有75%乙醇的10cm玻璃培养皿中，浸泡3min，浸泡完成后，立即转入一新的盛有缓冲液的无菌培养皿中，用眼科镊震荡清洗干净组织表面残留的乙醇。

（4）清洗完成后，转移到离心管中，之后加入组织体积至少5倍以上的冻存保护液（可以使用成熟的商业化产品，也可以自行配制：90% FBS 胎牛血清 +10%细胞培养级的 DMSO，用滤菌器正压滤菌后置于4℃冰箱备用）。

（5）将冻存液浸润的血管组织转入冻存管中，并标记取材时间、冻存时间，以及其他重要信息（如组织器官名称、冻存液名称、组织的数量、所取组织位于器官的部位等，以备查），将冻存管放入程序降温盒中后，将程序降温盒转入−80℃的超低温冰箱后放置过夜（如果没有程序降温盒则需改变降温方式，将冻存管置于4℃放置 30min，再置于-20℃放置 30min，最后转移至-80℃的超低温冰箱中放置过夜），第二天待冻存管充分降温后，可将冻存管转移至-196℃液氮罐中保存。当需要使用该样本时，复温时应将冻存管取出后立即投入恒温水浴箱内37℃水浴快速复温。

【注意事项】

血管组织的冻存除需注意一般组织冻存所需事项外（见"斑块组织冻存样本的保存"章节），还应特别注意以下两点。

（1）血管组织具有腔形结构，致密层次多，且有较强的韧性和硬度，血管组织低温保存过程中所受到的机械损伤较大，所以血管的保存必须使用冷冻保护剂，并使冻存保护剂充分浸润至血管组织腔隙（尤其是小血管需要特别注意，如不容易浸润，可使用灭菌的针管吹打），置于保存组织的溶液中能够保护组织不被冻伤，可以用于后续血管内皮细胞及平滑肌细胞的分离。

（2）血管组织清洗灭菌时，应使血管内膜暴露在外，用PBS溶液充分冲洗血管至不再含有红细胞，保证无菌环境的建立。

二、血管组织切片样本的留取

1. 石蜡切片样本的保存

【实验设备】

石蜡切片机、倒置显微镜、纯水机、通风橱、酒精灯。

【实验耗材】

一次性手术刀片、医用冻存管、一次性医用橡胶手套、石蜡切片脱水盒、石蜡切片包埋模具、毛笔、铅笔。

【实验试剂】

4%甲醛溶液、PBS溶液、双蒸水、乙醇（配制70%、80%、90%、95%乙醇备用）、超安环保透明剂（替代二甲苯）、石蜡。

【实验步骤】

（1）固定：术中周围血管组织标本离体后应立即（尸检标本应争取在死亡后尽可能短的时间内）置于生理盐水内洗除血液成分，将血管浸没于PBS溶液中，用眼科显微镊夹住血管远端内约3mm处的管壁组织，保持远端管口自然张开，将血管远端从远端管腔内逐渐递向近端管腔，自近端管口翻转出内膜，使得血管内膜暴露在外，用PBS溶液充分冲洗血管至不再含有红细胞，即流出的液体基本上为PBS溶液为止，然后将血管复位，利用4%甲醛-PBS溶液于4℃固定24h。

（2）洗涤：固定后的血管组织经流水冲洗24h，双蒸水洗三遍，洗去渗入组织中的固定液，终止固定，以免影响对组织内结构的观察、分析和研究，洗涤完成后存放于70%乙醇中。

（3）脱水：将洗涤后的血管组织样本通过80%乙醇过夜，90%乙醇处理2h，95%乙醇Ⅰ处理1h，95%乙醇Ⅱ处理1h，100%乙醇Ⅰ处理1h，100%乙醇Ⅱ处理1h。

（4）透明：超安环保透明剂Ⅰ（超安环保透明剂为二甲苯的替代品，毒性小更安全）透化70min，超安环保透明剂Ⅱ透化70min；超安环保透明剂Ⅲ透化90min。

（5）浸蜡与包埋：血管组织浸蜡程序，石蜡Ⅰ处理1h，石蜡Ⅱ处理1h，浸蜡后利用包埋机包埋（保证血管腔隙结构充分浸蜡）。

（6）切片：包埋好的蜡块用刀片修成规整的四棱台形状，夹在轮转式切片机的蜡块钳内，将切片刀装在刀片机的刀架上并固定紧，固定蜡块底座或蜡块，调整蜡块与刀至合适位置，使蜡块切面与切片刀刃平行，然后切片，切片可以是单张，也可以是连续切片形成蜡带，切片时需用锋利的切片刀，刀口须无损伤，组织蜡块的上下两端应修平留有余蜡，否则切片之间互不粘连无法连成带状，蜡块左右两旁应不留余蜡，否则切片容易褶皱不易摊平，切片厚度4~5μm。

（7）贴片与烤片：用小弯镊或松软的毛笔把组织蜡片（光面向下）轻轻移入一载有20%乙醇的玻片上，用铅笔在载玻片的磨砂边写上蜡块上的号码，然后手持玻片将切片条连同20%乙醇一起送入水温约48℃的烘箱内，切片条在乙醇的作用下切片并迅速展开。一般组织均能充分舒张，而血管组织具有腔形结构，由于各层组织结构在水中的张力有异，当切片基本完全展开时，肉眼往往可观察到切片中富含弹力纤维的部分始终不能展平，呈细波纹样的褶皱，如果此时再提高水温，切片会因水温高于石蜡熔点而随石蜡散开、破裂。因此，当切片在水中已充分舒展，还未散开之时即可将切片附贴在清洁玻片上，不待干燥立即放进60℃温箱烘烤10~20min，随即转入40℃温箱放置数日，切片在此过程中得到温性舒展，不会出现各层组织分离的现象。

（8）切片脱蜡：石蜡切片于超安环保透明剂Ⅰ、Ⅱ、Ⅲ中各脱蜡5min，然后经95%乙醇Ⅰ、Ⅱ各2min，80%乙醇2min，自来水2min〔超安环保透明剂Ⅰ、Ⅱ、Ⅲ，95%乙醇Ⅰ、Ⅱ也与步骤（3）和（4）中的溶剂相同，应放置于不同器皿中〕。

（9）上一步处理好的切片可用于免疫组化、HE染色等试验研究。

【注意事项】

　　血管组织石蜡切片是组织学常规制片技术中最为广泛应用的一种方法，与一般组织石蜡切片不同，血管组织具有腔形结构致密、层次多，且有较强的韧性和硬度，在制作优质石蜡切片过程中最常碰到的困难是，切片呈现许多细小褶皱和组织的某些层次间隙过大、分离的现象；制片难度大，容易形成切片质量不高，切片有组织破碎、厚薄不均或折叠现象。因此需要注意以下要点。

　　（1）为改善血管组织石蜡切片质量，减少褶皱，当常规附贴好切片后，可利用调温烘烤减少细小褶皱，并可保持组织的原有结构紧凑，层次不分离状态。

　　（2）20%的乙醇对切片在水中的舒张起着促进作用，可以降低切片在水中充分舒张时的温度，因此也有利于提高血管腔形组织结构的石蜡切片在水中的最大舒张度，有利于克服石蜡切片上的细小褶皱和组织分离的现象。

　　（3）组织蜡块制备过程中，由于这些血管组织结构致密，水分不易溢出，宜采用室温下或37℃延长时间脱水法达到除尽水分的目的。

　　（4）切片可能会因高温烘烤时间不够而导致染色时脱片，可在切片置入超安环保透明剂脱蜡前放入80℃烤箱烘烤15min，再冷却至50℃以下放入超安环保透明剂，否则过烫的切片在脱蜡时也会引起脱片。

2. 冰冻切片样本的保存

【实验设备】

冰冻切片机、倒置显微镜、-80℃冰箱。

【实验耗材】

一次性医用橡胶手套、载玻片、OCT包埋塑料模具。

【实验试剂】

OCT包埋剂、5%乙醇。

【实验步骤】

　　见"斑块组织冻存样本的保存"方法章节。

【注意事项】

　　不同组织的形态结构和组成成分不同，其切片的温度和厚度也有所不同，应根据具体组织情况适当调整温度。一般来说，血管是细胞较为致密的组织，用OCT包埋时不能冻太硬，冷冻到八成状态时切片效果最好，冷冻切片机温度控制在-17~-16℃，如果冻得太硬，则切片很脆，形成裂隙，会破坏血管组织结构，冰冻切片并不是越薄越好，普通组织厚度约5μm即可，过薄则易造成组织皱缩和镜下细胞核的碎裂，一般血管组织切4~5μm。此外，由于血管具有腔隙结构，因此在OCT包埋时应保证血管组织充分被OCT包埋剂浸润。

第五节　周围血管活细胞样本

　　血管内皮细胞与血管平滑肌细胞是构成血管壁的主要细胞成分。血管的结构为多层复合、中空的管道，外层为松弛的结缔组织，中层为弹性纤维、胶原纤维、平滑肌细胞，内层为内皮细胞、基质膜。血管内皮细胞主要存在于血管内腔的表面，不仅维持了血管壁的结构和功能正常，在多种血管相关疾病的形成过程中也具有重要作用；血管平滑肌细胞是血管壁的中膜主要成分，主要调节血管收缩，控制血管的血流和压力，除了具有保持血管壁完整性和维持血管正常功能的作用外，还是决定血管构型、血管活性的重要因素。

　　血管内皮细胞参与血管相关疾病的发生　血管内皮作为循环血液与血管壁平滑肌的中介，不仅起到屏障作用，而且还具有活跃的内分泌功能，通过释放生物活性物质参与维持内环境的稳态。血管内皮细胞除了活跃地参与血小板功能调节，血浆促凝因子的激活，活化的凝血因子的清除及纤溶过程外，还通过产生的内皮素（ET）、内皮细胞衍生舒张因子（EDDF）等血管活性物质来调节血管张力以及维持正常的血液流动性。此外，在免疫调节、移植排斥、肿瘤转移、炎症等许多过程中也具有重要的作用。内皮细胞的完整性与否直接影响到血管壁的完整性，内皮细胞能合成和分泌各种基底膜成分，不但为内皮细胞本身提供了一个适宜的附着面，同时也增加了血管壁的强度。当血管壁发生损伤时，这些内皮下基膜成分（主要是胶原和微纤维）能使血小板发生黏附、聚集，形成止血血栓。这样，内皮细胞通过它的合成物质与内皮下组织一起维持血管壁的完整性。另外，在组织损伤修复的过程中，血管的再生亦是通过内皮细胞的分裂和增殖完成的。完整的内皮细胞能为机体提供一个抗血栓形成的表面，阻止凝血蛋白和血小板的激活，从而保持血液的流动，与此同时，它还有许多促凝因素，使血管在损伤时通过凝血和血栓形成维护血管壁的完整性。正常的血管内皮细胞具有抗血小板黏附和聚集的作用，当内皮细胞结构被破坏时，暴露出内皮下层组织，就会引起血小板的活化，促进血栓的形成，引发脑血管疾病产生。

　　研究表明，血管内皮细胞受损或出现功能障碍时，会导致一系列血管性神经疾病发生。长期的内皮功能障碍已被用来指在一些病理条件下，血管内皮细胞的抗凝血和抗炎性能的改变、血管生长及功能调节受损。在外周循环，血管内皮细胞功能障碍与许多血管相关疾病如高血压、高胆固醇血症、糖尿病等关系密切。

如糖尿病患者血管内皮细胞受损，血小板活性增强，凝血通路被激活，纤溶作用受到抑制，加速了动脉粥样硬化和栓塞的进程；同时由于循环障碍及其他致病因子的作用，使周围神经鞘膜、轴突及雪旺细胞变性，导致周围神经功能障碍。血管内皮细胞同样在缺血性脑血管疾病中具有重要作用，临床研究表明血管内皮功能障碍与急性临床事件的风险增加有关，尤其与急性脑血管疾病的关系最为密切，并会导致语言、肢体活动及认知能力下降，脑梗死发生时血管内皮细胞的形态和功能将受到破坏。脑血管内皮细胞是构成血-脑屏障的结构基础，血-脑屏障是制约分子和免疫细胞从循环系统进入中枢神经系统的重要结构，血管稳态调节信号分子作用于内皮细胞，从而调节平滑肌和抑制血小板聚集、白细胞黏附及内皮细胞的生长。有实验表明，缺血6h后，可见血管内皮细胞肿胀、空泡形成，部分内皮细胞线粒体肿胀或空泡化，粗面内质网扩张，核糖体脱落；缺血24~48h后，内皮细胞肿胀进一步加重，核染色质固缩；缺血1~2周，内皮细胞肿胀减轻，部分内皮细胞核突入管腔，使管腔狭窄。因此立足于保护血管内皮细胞将为深入研究脑梗死发病机制及防治脑梗死机理提供新思路和新途径。

血管平滑肌细胞参与血管相关疾病的发生　血管平滑肌细胞是构成血管中膜并执行相应生理功能的物质基础。血管平滑肌细胞具有可变性和多样性的特点。血管平滑肌细胞来自胚胎发生期的中胚层，在胚胎发育时期，平滑肌细胞从未分化的表型向分化型转变，在正常成人动脉血管内以收缩表型为主，收缩表型是其成熟类型，分化程度高，主要功能是维持血管的弹性和收缩血管，收缩表型的血管平滑肌细胞增殖、迁移能力差，呈梭形或条带状，含有丰富的肌丝，结构蛋白含量多，合成基质能力弱，体积相对较小。在正常生理状态下，血管平滑肌细胞很少发生增殖和迁移。在病理和生理刺激下，不同于终末分化心肌细胞和骨骼肌细胞，血管平滑肌细胞受到生长因子的刺激时，又会从分化型向去分化型转变，重新获得向内膜迁移并增殖的能力，能可逆地从成熟的收缩表型转换为合成表型，这一过程称为表型转换。合成表型属于不成熟类型，细胞体积相对较大，主要位于胚胎中期血管或病变血管（如血管成形术后再狭窄等病变血管）中，分化程度低或未分化，形态上类似成纤维细胞，呈扁平形，肌丝含量少，结构蛋白少，主要功能是合成和分泌细胞因子、基质，增殖、迁移入内膜引起病理改变。在许多增殖性血管疾病中，包括原发性高血压动脉粥样硬化和血管成形术后的再狭窄，血管平滑肌细胞表型转换起着关键作用。血管平滑肌细胞的表型转化引发的细胞增殖、迁移、黏附等细胞功能的变化是动脉粥样硬化、血管成形术后再狭窄等血管增生性疾病共同的病理学特征。阐明血管平滑肌细胞的表型转化以及相关细胞功能学变化的影响因素及调控机制，对于研究动脉粥样硬化、再狭窄等血管病的发病机制及防治手段具有重要指导意义。

综上，血管内皮细胞及血管平滑肌细胞的体外培养技术为研究其生物学行为以及相关疾病的发病机制、防治策略提供了一条重要途径。本节主要介绍了血管内皮细胞和血管平滑肌细胞的分离及培养方法。

一、血管内皮细胞的分离方法

血管内皮细胞是血管疾病的重要靶器官，其活跃的内分泌代谢功能的正常与否，是血管疾病形成的病理生理基础。血管内皮细胞功能的保护以及功能障碍的防治，在周围血管疾病的预防和治疗中具有重要的作用。因此，简便而有效地分离培养血管内皮细胞是研究周围血管病的基础。血管内皮细胞位于血流与组织之间，平铺于血管系统的内表面，为单层扁平上皮，简称内皮细胞（EC），是形成血管封闭管道系统的形态基础。在生理状况下，内皮细胞呈大小较为一致的多边形或多角形，长 25~50μm，宽 10~15μm，可通过能量代谢保持其扁平状，最薄者（如毛细血管的内皮细胞）仅 0.1μm，而最厚者可达 1μm。内皮细胞的长轴沿血管长轴排列，细胞间相互排列紧密，在电镜下观察，内皮细胞中央，即细胞核所在部位，略微隆起，呈"鹅卵石"样外观；在血管末端（如毛细血管、静脉窦）内皮细胞上可见圆形或卵圆形的"窗孔"；内皮细胞胞质内存在着丰富的吞饮小泡，有的吞饮小泡与细胞膜表面相通，这些吞饮小泡在物质转运中起着重要作用。在透射电镜下观察，内皮细胞胞浆中有内质网及高尔基体等一般细胞器；还可看到内皮细胞的特征结构，即一种称为 Weible palade 小体的杆状颗粒，由一束平行的小管组成，被视为内皮细胞最好的形态学标志；另外，还可见到胞浆中的微丝，直径约 12nm，有时位于核膜附近形成粗大的微丝束，另一型为较细的微丝，直径 6~7nm，也成束存在。微丝及胞浆中的微管、中间丝等组成细胞骨架，对于维持细胞形态、执行细胞运动、有丝分裂、胞质分裂、胞内物质运输、细胞膜构建和形态发生等具有重要意义。内皮细胞的游离面和基底面也显著不同，游离面有一层称为毛细血管内层或内皮的细胞衣，此面带负电荷，可防止血细胞聚集或凝集于血管壁；基底面有含胶原蛋白的基膜，可被胶原酶消化。

动物血管内皮细胞的体外培养始于 1920 年，而在 1973 年研究人员从人脐静脉中分离到人源血管内皮细胞，不仅成功地培养了内皮细胞，并提出了鉴定法，为人内皮细胞培养应用于各方面的研究工作创造了条件。基于此方法后续研究人员提出了主动脉、脐动脉、网膜、角膜、隐静脉、肺动脉内皮细胞的分离和培养方法。目前大血管内皮细胞的培养方法已日渐成熟，而毛细血管内皮细胞因为涉及毛细血管的分离，其培养方法与大血管内皮细胞有差异。20世纪70年代初，有研究人员首次利用微孔过滤法分离出具有代谢活性的脑微血管。80年代以后，毛细血管内皮细胞体外培养成功相继有了报道。至此，血管内皮细胞的体外培养开始进入最适培养条件的探索阶段。

体外培养和体内生长的血管内皮细胞一样，也需要在适宜的生存环境下才能够生长，其培养难度较大。除了具有大多数细胞生长所需的条件，如氨基酸、碳水化合物、水、维生素以及无机盐之外，还需要特殊添加一些与内皮细胞生长相关的因子，如血管内皮细胞生长因子（VEGF）、碱性成纤维细胞生长因子（bFGF）等，也可以采用复合型添加剂（ECGS）。VEGF是最有力的血管生成因子，是在牛垂体星状细胞体外培养时分离的一种糖蛋白，它在体内外均表现出特异性促进血管内皮细胞生长并诱导血管生成的作用，故此而得名。它通过和血管内皮细胞的特异性受体结合，具有强大的促进内皮增殖、促血管生成的作用。另外许多可溶性因子对血管内皮细胞的增殖与生长具有重要的调节作用，如血管生成素、上皮细胞生长因子、巨噬细胞生长因子、胰岛素及胰岛素样生长因子、血小板生长因子、凝血酶、高密度脂蛋白以及多胺、核苷和硒的化合物等均能促进内皮细胞的生长和增殖。

我国已有大量关于血管内皮细胞培养成功的报道。体外培养血管内皮细胞的材料多来源于人，如人的脐静脉、脐动脉等，近年来关于牛、兔、鼠、马等来源的血管内皮细胞体外成功培养也均有报道。血管内皮细胞的培养已成为一项重要的实验技术，方法也有了显著提高，而且可分离到多种内皮细胞，同时也不受成纤维细胞和平滑肌细胞的污染。现在研究者的目的已不仅仅局限于成功培养血管内皮细胞，而是注重于不同内皮细胞其最适培养条件的探索，在这一方面已有了不少报道。血管内皮细胞体外成功培养，不仅可以深入地研究内皮细胞本身，还可以为阐明许多疾病的病理机制提供良好的手段。本部分将概述动脉血管内皮细胞的分离、培养及冻存，以期为临床研究者提供标准的血管内皮细胞培养流程。

（一）血管内皮细胞的分离

【实验设备】

倒置荧光显微镜、CO_2细胞培养箱、倒置相差显微镜、普通离心机、超净工作台、$-80{}^\circ\!C$超低温冰箱、解剖镜。

【实验耗材】

6孔板及培养皿、细胞培养皿、25cm² 细胞培养瓶、细胞爬片、常用眼科手术器械及玻璃器皿等。

【实验试剂】

DMEM培养基、胎牛血清、内皮细胞生长因子、肝素、青链双抗（10kU/ml青霉素 +10mg/ml链霉素）、胰蛋白酶、TRITC标记的山羊抗兔荧光二抗、血管性血友病因子（vWF）、兔多克隆抗体、4′,6-二脒基-2-苯基吲哚（DAPI）、Triton X-100、PBS溶液、Hank′s平衡盐溶液、4%多聚甲醛、Ⅰ型胶原酶。

【实验步骤】

（1）术中周围血管标本离体后应立即用无菌生理盐水或已加入双抗的Hank′s平衡盐溶液冲洗2~3次，显微镜下小心剥离血管周围组织，轻轻去除血管外周脂肪、结缔组织，漂洗2~3次去除外部杂质及血细胞，将剥离干净的血管转移至超净台，实验所用器具均经灭菌处理，所有操作均在无菌环境下进行。

注：若术中切取周围血管后，不能及时分离血管内皮细胞，可按如下步骤冻存周围血管备用：①清洗，用无菌生理盐水或已加入双抗（青霉素100μg/ml、链霉素100μg/ml）的Hank′s平衡盐溶液中冲洗，放入盛有无菌缓冲液的容器中，冰上保存（2~8℃）的条件下2h内运送到实验室进行后续处理；②灭菌，将清洗好的血管组织转入另一盛有75%乙醇的 10cm 玻璃培养皿中，浸泡 3min，浸泡完成后，立即转入一新的盛有缓冲液的无菌培养皿中；③冻存，缓冲液清洗2~3次后，转移到冻存管中，之后加入组织体积至少5倍以上的冻存保护液（可以使用成熟的商业化产品，也可以自行配制：90%胎牛血清（FBS）+10%细胞培养级的DMSO，用滤菌器正压滤菌后置于4℃冰箱备用）于冻存管中，并标记取材时间、冻存时间，以及其他重要信息（如注明组织器官名称、冻存液名称、组织块的数量、所取组织位于器官的部位等，以便备查），将冻存管放入程序降温盒中后，将程序降温盒转入 -80℃超低温冰箱后放置过夜，第二天待冻存管充分降温后，可将冻存管转移至 -196℃液氮罐中保存；④复苏，当需要使用该样本时，复温时应将冻存管取出后立即投入恒温水浴箱内37℃水浴快速复温，解冻后用于后续血管内皮细胞的分离。

（2）将血管浸没于PBS溶液中，用眼科显微镊夹住血管远端内约3mm处的管壁组织，保持远端管口自然张开，将血管远端从远端管腔内逐渐递向近端管腔，自近端管口翻转出内膜，使得血管内膜暴露在外，用PBS溶液充分冲洗血管至不再含有红细胞，即流出的液体基本上为PBS溶液为止，然后将血管复位。

（3）向血管内灌注5~6ml 0.08% I 型胶原酶，再用无菌棉线结扎血管另一端，于37℃温箱中孵育25min，收集消化液，用细胞刮棒轻轻刮血管内膜面1~2次，使内皮细胞洗脱入培养液中，并用含胎牛血清的DMEM培养液冲洗血管终止消化，冲洗液并入消化液中，并取出血管，收集液体于离心管中，$250 \times g$离心10min，弃上清。

注：若所取部位血管组织长度过短或者过细则不适合此法分离血管内皮细胞，可采用组织块贴壁法。无菌条件下取出血管，用PBS溶液反复冲洗管腔内外，去除附在血管壁上的血细胞，剪除外膜多余的脂肪和筋膜，将血管置于已加入无血清的DMEM培养基的灭菌平皿中，用小剪刀将血管剪成约1mm³大小的组织块，将其贴于24孔细胞培养板中，倒置于37℃培养箱中，约4h，待组织块紧贴于培养板时，于培养板中加入含15%胎牛血清的内皮细胞培养基，并将培养板置于培养箱中培养。一般采用消化法分离的原代内皮细胞大约16h开始贴壁，7d左右长满单层，细胞呈多角形，排列紧密；而组织块贴壁法分离的原代细胞，大约2周开始有细胞从组织块爬出，3周左右汇合成单层。相对于消化法分离血管内皮细胞，组织块贴壁法操作简单，但存在多种细胞形态，如成纤维细胞和平滑肌细胞污染。由于成纤维细胞对营养要求低，生长迅速，对内皮细胞的增殖有较大影响，尚需要进一步纯化。在血管内皮细胞分离过程中也可通过以下方法获得纯度较高的细胞：①开始的组织块应尽量剪小，这有利于组织块贴附，同时可减少其他组织残留。②采用分阶段消化的方法，通过代数增加纯化细胞。实验中，偶尔可见形态异常的细胞，胰蛋白酶消化时，这些细胞并没有像血管内皮细胞一样较容易地被消化下来，因此待大部分细胞收缩或漂浮时终止消化，并不需要等全部细胞消化完毕后再终止。如此操作2~3代后，即可获得纯度较高的血管内皮细胞，能满足进一步实验的要求。③可在培养过程中用细胞刷，刷去形态有差异的细胞。

（4）用含15% FBS的DMEM培养液重悬成细胞悬液，之后200目细胞筛网过滤后制备成单细胞悬液，离心后弃上清，细胞沉淀加入内皮细胞培养基［含15% FBS、100mg/L ECGF（内皮细胞生长因子）、90mg/L肝素、100kU/L青霉素、100kU/L链霉素的DMEM］，置37℃、5% CO_2孵箱中培养。

（5）培养36h后，换液一次，除去未洗净的红细胞和未贴壁细胞，继续培养，每2~3d换液一次，5~7d后可长成单层细胞，细胞贴壁生长后，待80%细胞融合时，选取生长状态良好的细胞进行传代，用0.25%胰蛋白酶消化后制备单细胞悬液，于1000r/min离心5min后弃上清，用内皮细胞完全培养液重悬，以10^5个/ml的细胞密度传代，36~72h后细胞进入指数生长期。

注：可能引起血管内皮细胞培养时间短、不能传代等问题，主要原因有：①细胞离体后，缺乏神经、体液的调节及营养缺乏，没有加入相关的刺激细胞生长的因子；②没有应用优质胎牛血清；③传代时需把握胰蛋白酶的消化时间，防止酶对细胞的损伤。胰蛋白酶作用强，消化过度，细胞膜受损，一般在细胞回缩变圆成团时即可终止消化，然后将细胞吹打下来；④血管离体时间超过2h，会使细胞活力下降甚至无法存活；⑤内皮细胞具有相互接触促生长作用，因此细胞接种密度不能过低；⑥血管内皮细胞是成熟、低增殖的贴壁细胞，利用明胶或纤维连接蛋白新鲜包被处理培养皿和培养瓶，能明显提高血管内皮细胞的贴壁率；⑦消化时间决定了分离细胞的活力和纯度，消化法分离细胞时，应严格控制好消化时间，时间过短，则细胞量太少，消化时间过长，则细胞受损程度高，细胞状态及活力不佳，且纯度降低。

（二）血管内皮细胞的鉴定

1. 形态学鉴定

在相差显微镜下观察细胞形态和聚集情况，与成纤维细胞进行形态比较。显微镜下观察内皮细胞呈梭形或多边形，散在分布，胞质透亮，细胞核圆形或椭圆形，核仁1~2个。原代培养的血管内皮细胞与体内的血管内皮细胞结构上很相似，随着细胞随传代次数增多，边界逐渐变模糊，呈典型铺路石状镶嵌排列的细胞逐渐减少，并可初步判断内皮细胞的纯化程度。

2. 免疫荧光鉴定

使用vWF抗体进行免疫荧光检测。按密度（每孔1×10^5个细胞/2ml）将细胞种植在预先含盖玻片（细胞爬片）的六孔板中，放置于37℃、5% CO_2条件下培养箱内培养48h。

【实验步骤】

（1）取出铺满70%~80%细胞的盖玻片，用预冷的PBS溶液冲洗3次，然后固定于预冷的丙酮10min，再用PBS溶液洗3次。

（2）用含0.1% Triton X-100的PBS溶液在室温下每孔孵育10min后，使用PBS溶液冲洗3次。

（3）封闭：放置于室温，利用含10%牛血清白蛋白（BSA）的PBS溶液再孵育1h。

（4）一抗孵育：利用稀释的vWF抗体放置于4℃湿盒中孵育过夜。

（5）二抗孵育：次日，每孔用PBS溶液漂洗3次，之后加入荧光二抗室温避光孵育1h，再于暗室里避光条件下用PBS溶液漂洗3次。

注：从加荧光二抗起，后面所有操作步骤都尽量在较暗处进行。

（6）细胞核染色：小心取出盖玻片，预先在洁净的载玻片上滴一滴DAPI封片剂，然后将盖玻片细胞侧小心以45°盖上载玻片。

（7）共聚焦显微镜下观察细胞染色情况，其中阳性内皮细胞可见红色荧光。根据核染蓝色数量计算细胞总数，然后根据内皮细胞染红色计算阳性染色细胞数的比例。

【注意事项】

（1）取细胞爬片时，动作应轻柔，防止将细胞爬片夹碎，影响实验进程。

（2）细胞密度是整个实验是否能成功的关键点之一，无论是贴壁细胞还是悬浮细胞，爬片后细胞密度直接影响到后续的荧光拍照效果。镜下细胞太多，后期拍照过程中图像效果很乱，没有针对性；如果细胞数量太多，产生叠加，也会影响整体荧光效果，因此种细胞过程中，要注意将细胞轻柔混匀，"八"字或者"十"字形摇晃，防止细胞局部生长过密。

（3）一抗、二抗的孵育条件可以选择室温、4℃或37℃孵育一抗。不过大多数人还是习惯于4℃放置湿盒内孵育过夜，抗原抗体缓慢结合可以避免非特异性染色。但是如果选择4℃孵育过夜，一定要先恢复至室温后再用PBS溶液清洗一抗，如果马上清洗很容易造成脱片。

（4）滴加封片剂的时候只需要在载玻片的中心位置加一滴就好，差不多5μl的量就可以了。然后把有细胞的面朝下贴在载玻片上，注意不要产生气泡。

（三）血管内皮细胞的传代、冻存与复苏

1. 细胞传代

【实验步骤】

（1）将长成单层的血管内皮细胞（细胞融合70%~80%）从二氧化碳培养箱中取出，在超净工作台弃掉瓶内的培养液，加入3ml的PBS溶液洗涤两次后，使用0.05%胰蛋白酶再于37℃消化1min。

（2）在倒置镜下观察被消化的血管内皮细胞形态，当细胞收缩、相互之间不再连接成片，加入含血清的培养基终止消化，收集细胞悬液置于离心管中$150 \times g$离心5min。

（3）弃上清，加入新培养液重悬血管内皮细胞，吹吸混匀细胞悬液，按1∶3的比例传至新的培养瓶中，并向每个培养瓶中分别加6ml培养液，盖好瓶塞，放于二氧化碳培养箱中，继续进行培养。

【注意事项】

（1）在细胞实验之前要注意无菌环境的建立，对于将要使用的器皿紫外杀毒灭菌、乙醇消毒都是十分有必要的。

（2）镜下检查结果非常重要，要根据自己的观察进行细胞密度的识别，从而进行细胞传代比例的确定，以更好地控制细胞数量，如果实验要求比较高，需要用细胞计数板计数。

（3）注意细胞培养液的颜色，富含营养的新鲜培养液由于添加了pH指示剂酚红故为透明橙色。当细胞耗尽培养液中的营养成分时，开始在培养物中积累废物和酸性物质，降低pH。因此，许多细胞培养液含有酚红，当培养物呈酸性时会将培养液颜色由橙色变为黄色。培养液需在变黄之前更换。当酚红变为粉红色时，说明培养基pH呈偏碱性，不利于细胞健康生长。这时可能需要改变二氧化碳浓度并更换培养液。

（4）在贴壁细胞传代时，要先剪切掉细胞上与塑料结合的蛋白质。因此，胰蛋白酶常用于消化细胞，控制胰蛋白酶消化的时间很重要，因为如果处理时间过长会损坏细胞表面的蛋白。对于贴壁细胞，常用0.05%的胰蛋白酶，最好把消化时间控制在30s内，必要时最好镜检看一下是否脱壁。另外，细胞培养液能中和胰蛋白酶，所以在胰蛋白酶消化前常用磷酸缓冲液或PBS溶液洗涤细胞。

（5）混匀细胞悬液和移取培养基以及血清的工具要分开，胰蛋白酶和血清也要严格分开，否则容易造成交叉感染，使细胞增加染菌机率。

（6）细胞的混匀要轻柔，气泡的产生对细胞的状态是有影响的，另外贴壁细胞容易粘连，所以要多吹打几次。

2. 细胞冻存

【实验步骤】

（1）将对数生长期生长状态良好的血管内皮细胞用0.05%胰蛋白酶消化后，按照上述细胞传代的方法制备成单细胞悬液。

（2）于$150 \times g$离心5min后，弃上清，使用含有72%完全培养基+20%胎牛血清+8% DMSO的1ml细胞冻存液重新悬浮细胞。

（3）转入冻存管中，并注明标签（细胞名称、冻存时间）。

（4）将细胞冻存管依下列顺序转移存放：4℃，30min→-20℃，30min →-80℃，过夜→转入液氮，长久保存。

【注意事项】

（1）欲冷冻保存的细胞应保持在生长良好且存活率高的状态，80%~90%致密度。细胞冻存前应保证细胞的活力好，无污染。

（2）应选择原配的管子和盖子，冻存管的盖子一定要拧紧，否则复苏水浴时会渗水，造成污染。

（3）每支冻存管都应该详细标明细胞的名称，冻存时间，并记录在册。

（4）慢冻，快解冻。细胞在−15℃左右容易在胞内形成结晶，对细胞产生损伤，缓慢降温有助于减少损伤，故放入−20℃冰箱中冻存可实现缓慢降温较为方便，保存时间过久会影响细胞活力。

3. 细胞复苏

【实验步骤】

（1）从液氮罐中取出血管内皮细胞冻存管，迅速放入37℃电热水浴中，慢速晃动冻存管使细胞悬液迅速融化。

（2）于离心机150×g离心5min，放入生物安全柜中，利用75%乙醇溶液消毒冻存管管口，开盖。弃去上清液，用含15% FBS的DMEM培养基（含15% FBS 100mg/L ECGF，90mg/L肝素，100kU/L青霉素，100kU/L链霉素的DMEM培养基）重新悬浮细胞。

【注意事项】

（1）取细胞的过程中注意戴好防冻手套、护目镜。此项尤为重要，细胞冻存管可能漏入液氮，解冻时冻存管中的气温急剧上升，可导致爆炸。

（2）细胞放入水浴中注意用镊子夹住细胞冻存管并在水浴中不时晃动，使其受热均匀，并防止水浴时水进入细胞冻存管污染细胞。打开细胞冻存管之前要用酒精棉球将冻存管消毒并晾干。

（3）从液氮中拿出来，以最快速度放入37℃水浴，等细胞液刚刚化完取出，加培养液稀释。这样可以避免复苏过程中细胞液中有冰晶的出现，冰晶会破坏细胞膜及细胞内部结构。

（4）细胞复苏时融化冻存细胞速度要快，应在1~2min内使冻存液完全融化，可不时摇动冷冻管，使之尽快通过最易受损的温度段（−5~0℃），如果复温速度太慢，则会造成细胞损伤。另外，细胞复苏后的操作最好在4℃冰浴中进行，以减少冷冻保护剂对细胞的毒性。

（5）贴壁细胞复苏实验标准流程是将解冻后的细胞悬液先进行离心，以去除冷冻保护液DMSO对细胞的损伤，但是离心也会对刚复苏的状态欠佳的细胞产生损伤，所以应该控制转速在150×g离心5min以内。

二、血管平滑肌细胞的分离方法

血管平滑肌细胞具有可变性和多样性的特点，在胚胎发育时期，平滑肌细胞从未分化的表型向分化型转变；当血管受到损伤时，平滑肌细胞受到生长因子的刺激时，又会从分化型向去分化型转变重新获得增殖能力。正常的血管平滑肌细胞处于收缩表型，呈纺锤形，含有很多丝状纤维，而且粗面内质网和高尔基体等细胞器较少。通过体外培养方法获得稳定的血管平滑肌细胞系可为研究其生物学行为以及相关血管病的病因、发病机制及防治策略提供理想的实验模型。1971年研究人员运用组织块贴壁法首次成功培养出幼年豚鼠主动脉血管平滑肌细胞，培养至8周仍保持其平滑肌细胞形态。在此基础上，经过几十年的不断努力，学者们在培养器皿、培养液、分离和培养技术等方面做了许多改进和完善，迄今为止，基本上机体中各种组织来源的血管平滑肌细胞体外培养均已获成功，在生物学和医学领域得到广泛应用。研究者可根据不同的实验目的，针对不同的血管组织来源而采用不同的培养方法，从而建立适宜的血管平滑肌细胞体外培养模型。

血管平滑肌细胞体外原代培养的常用方法主要有两种，即组织块培养法和酶解离法。组织块培养法是用机械的方法去除血管的外膜和内皮，将中膜组织剪切成小块，贴于培养瓶壁等待细胞从组织块边缘迁移萌发，适合管径较粗血管的平滑肌细胞培养，具有操作简便、获得的血管平滑肌细胞纯度高等优点，但其取材要求高，易受较多因素（如组织块大小、边缘、种植密度、翻面时间、培养液的量等）的影响，且培养周期较长。酶解离法是将血管组织用合适的酶进行消化，除去妨碍细胞生长的间质，得到的原代细胞产量高，所需时间短，本部分主要介绍酶解离法分离血管平滑肌细胞的培养方法。

（一）血管平滑肌细胞的分离

【实验设备】

倒置荧光显微镜、CO_2细胞培养箱、倒置相差显微镜、普通离心机、超净工作台、–80℃超低温冰箱、解剖镜。

【实验耗材】

6孔板及培养皿、细胞培养皿、$25cm^2$细胞培养瓶、细胞爬片、常用眼科手术器械及玻璃器皿等。

【实验试剂】

DMEM培养基、胎牛血清、肝素、青链双抗（10kU/ml青霉素+10mg/ml链霉素）、胰蛋白酶、FITC标记的山羊抗兔荧光二抗、α–SM-actin兔多克隆抗体、

DAPI、Triton X-100、PBS溶液、Hank's平衡盐溶液、4%多聚甲醛、Ⅰ型胶原酶。

【实验步骤】

（1）术中周围血管标本离体后应立即用无菌生理盐水或已加入双抗的Hank's平衡盐溶液冲洗2~3次，显微镜下小心剥离血管周围组织，轻轻去除血管外周脂肪、结缔组织，漂洗2~3次去除外部杂质及血细胞，将剥离干净的血管转移至超净台，实验所用器具均经灭菌处理，所有操作均在无菌环境下进行。

（2）超净工作台中用含双抗的DMEM培养基反复冲洗血管，用眼科剪纵向剪开血管腔，将血管内膜面朝上平铺于培养皿中，用无菌棉签轻轻刮除血管内膜，血管中膜要使用压和推，把中膜分离下来，不要用镊子撕，撕起来既容易牵拉中膜，又容易破，而且撕得不完整。用一个弯镊子压住血管，另一个弯镊子也加压压住血管，然后往下推，这样中膜由于受力就会出现破口，并与外膜分离开来。血管中膜组织较薄，呈透明状，有韧性。

注：若术中切取周围血管后，不能及时分离血管平滑肌细胞，可按上述血管内皮细胞分离方法冻存周围血管备用。

（3）将血管中膜再用DMEM培养基漂洗2~3次，去除可能残留的成纤维细胞和内皮细胞。然后用眼科剪将其剪碎成0.2mm大小的组织块，置于培养皿中。

（4）加0.1% Ⅰ型胶原酶溶液1ml，放入37℃、5% CO_2培养箱内消化5h，至组织块呈絮状。再加入0.05%胰蛋白酶消化10min，即可得到分散的细胞。

（5）加含20% FBS的DMEM培养基终止消化，将所得细胞悬液移入离心管中，$250 \times g$离心3min，弃上清，加含20% FBS的DMEM培养基，将吹打均匀的细胞悬液移入35mm培养皿，置于37℃、5% CO_2培养箱中培养。

（6）培养3d后更换培养基，继续培养10d，原代细胞生长至80%~90%汇合时即可传代。

注：由于之前进行了血管的预处理，去除了血管外膜（因内皮细胞含量较少，未做特殊预处理），所以在原代培养的细胞中血管平滑肌细胞已占绝大多数，但仍有很少量成纤维细胞和内皮细胞混杂生长。为此需要进一步纯化细胞：①人工刮除法：细胞传代前通过显微镜观察，当内皮细胞成块状分布时，用记号笔在培养皿壁上勾画出其分布区，用吸管头反复推刮去除此区域内的细胞后再进行传代。②差速贴壁分离法：利用成纤维细胞和内皮细胞贴壁较快的特点，当细胞传至2代后，传代时将细胞悬液静置15min，使部分细胞贴壁，然后将未贴壁的细胞转移至另一培养皿中，再次静置、贴壁，再重复上述步骤1~2次，可得到较纯的血管平滑肌细胞。

（二）血管内皮细胞的鉴定

1. 形态学鉴定

在相差显微镜下观察细胞形态和聚集情况，与成纤维细胞进行形态比较。显微镜下观察血管平滑肌细胞贴壁伸展，大小不等，形态多样（多角形、梭形、带状或不规则型），有分枝状突起，胞浆丰富，细胞核呈卵圆形，有一个或者多个核仁呈纺锤形。细胞平行排列成单层，或部分区域多层重叠生长形成"峰"，部分区域稀疏排列单层生长形成"谷"，高低起伏，表现为平滑肌细胞典型的"峰–谷"状生长特点，并可初步判断血管平滑肌细胞的纯化程度。

2. 免疫荧光鉴定

α–SM-actin是细胞内6种肌动蛋白亚类之一，在所有真核细胞中的表达均高度保守，它们沿微管组成了细胞骨架的主要成分，编码它的基因是相对局限在血管平滑肌细胞中表达的少数几个基因之一，在血管内皮细胞和成纤维细胞中几乎不表达，对血管平滑肌细胞具有较高的特异性，公认是血管平滑肌细胞的标志性分子，培养的第3代平滑肌细胞利用 α–SM-actin抗体进行免疫荧光检测。按密度（每孔 1×10^5 个细胞/2ml）将细胞种植在预先含盖玻片（细胞爬片）的6孔板中，放置于37℃ 5% CO_2 条件下培养箱内培养48h。

【实验步骤】

（1）取出铺满70%~80%细胞的盖玻片，用预冷的PBS溶液冲洗3次，然后固定于预冷的丙酮10min，再用PBS溶液洗3次。

（2）用含0.1% Triton X-100的PBS溶液在室温下每孔孵育10min后，使用 PBS溶液冲洗3次。

（3）封闭：放置于室温利用含10% BSA的PBS溶液再孵育1h。

（4）一抗孵育：利用稀释的 α–SM-actin抗体，放置于4℃湿盒中孵育过夜。

（5）二抗孵育：次日，每孔用PBS溶液漂洗3次，之后加入绿色荧光二抗室温避光孵育1h，再于暗室里避光条件下用PBS溶液漂洗3次。注意：从加荧光二抗起，后面所有操作步骤都尽量在较暗处进行。

（6）细胞核染色：小心取出盖玻片，预先在洁净的载玻片上滴一滴DAPI封片剂，然后将盖玻片细胞侧小心以45°盖上载玻片。

（7）共聚焦显微镜下观察细胞染色情况，其中阳性平滑肌细胞可见绿色荧光。根据核染蓝色数量计算细胞总数，然后根据血管平滑肌细胞染绿色计算阳性染色细胞数的比例。

（三）血管平滑肌细胞的传代、冻存与复苏

1. 细胞传代

【实验步骤】

（1）当细胞生长至80%~90%融合时进行传代培养。吸弃培养皿中原有的培养基，用适量的PBS溶液清洗细胞1次，然后加入适量含有0.05%胰蛋白酶和0.02% EDTA的消化液，使消化液刚好覆盖培养皿底。

（2）在倒置显微镜下观察至细胞成片形态变圆、组织间隙变宽时，立即吸去胰蛋白酶溶液，加入含20% FBS的DMEM培养基终止反应。

（3）反复用吸管均匀吹打培养皿壁，吹打时尽量避免产生过多气泡，使细胞脱壁，形成细胞悬液，将细胞悬液转移至离心管中，于室温下，$250 \times g$离心3min。

（4）吸弃上清液，加适量含20% FBS的DMEM培养基，将吹打均匀的细胞悬液按1：2或1：3的比例分别接种至新的培养皿中（细胞密度为$1 \times 10^6/ml$），放入37℃、CO_2培养箱培养。以后的传代方法相同，传代周期为2~3d。

2. 细胞冻存

同血管内皮细胞方法部分。

3. 细胞复苏

同血管内皮细胞方法部分。

第六节　周围组织样本在神经系统疾病临床研究中的应用实例

一、周围神经应用实例

周围神经病变是一种常见的疾病，有多种可能的病因，包括代谢性疾病、炎症、感染、恶性肿瘤、遗传性疾病、药物和毒素。在大多数情况下，诊断和治疗计划可以建立在临床表现、家族史、实验室结果、基因测试和电生理研究的基础上。但在某些情况下，周围神经活检仍然是一个有价值的工具。这尤其适用于有非典型表现或其他方法不能作出明确诊断的快速进展性疾病患者。病理检查从标本分类的基本决定开始。一些基本的问题有助于为神经活检的评估提供一个初步的框架：标本是否足够；是否有炎症改变；是否有血管改变；是否有淀粉样蛋白；轴突密度和雪旺细胞髓鞘轴突单位是否有改变。在适当的情况下，采用这种方法，周围神经活检仍然是一种有临床帮助的检查。

外周神经病变的诊断可能具有挑战性，从而给患者的治疗带来困难。一项探讨腓肠神经活检诊断价值的研究，将病理结果与血清神经丝轻链水平（NfL）作为轴突损伤的生物学标志物进行比较。实验收集了意大利维罗纳大学神经科1年以上转诊患者的人口统计学、临床和副临床数据，以进行神经活检，并使用高灵敏度技术（Quanterix，Simoa）分析可用配对血清中的NfL水平。共发现82例患者（女性37.8%，中位年龄65.5岁）。神经病变起病隐匿（68.3%），病程缓慢（76.8%）。下肢受累（81.7%），以感觉过度运动症状为主（74.4% vs 42.7%）。最常见的神经病理学表现为脱髓鞘模式（76.8%）、再生簇（58.5%）和超微结构评估中的无髓鞘纤维受累（52.4%）。29例获得明确的病理诊断，20.7%的患者对转诊临床诊断进行了修改。并存的血液学条件和肝炎是诊断的混杂因素（概率P分别为0.012和0.034）。在分析的配对血清（$n=37$）中，尽管NfL值与纤维密度之间没有显著关系，但观察到相反的结果。此外，研究发现活动性轴突变性患者的血清NfL值增加。在这些情况下，血清NfL是轴突损伤的一个可获得的和潜在的有价值的标志物。

二、肌肉标本应用实例

线粒体病是因线粒体DNA（mtDNA）或核DNA（nDNA）的遗传缺陷引起线粒体氧化磷酸化功能障碍、ATP合成不足而引起的一组可累及多系统的疾病。常见的线粒体病亚型如线粒体脑肌病伴高乳酸血症和卒中样发作、肌阵挛性癫痫伴破碎红纤维的常见突变类型为mtDNA的点突变；而Kearns-Sayre综合征和慢性进行性眼外肌瘫痪的常见突变类型为mtDNA的大片段缺失。

目的：报道线粒体DNA γ-多聚酶（POLG）基因突变所致线粒体病的临床、病理和基因改变特点。方法：回顾性分析2012年4月至2018年1月在北京大学第一医院就诊的来自不同家系的5例线粒体病患者的临床资料，对患者进行肌肉-神经活体组织检查（活检）和靶向二代测序基因检测。结果：5例患者中男性3例，女性2例。2例显性遗传，3例呈散发或隐性遗传。发病年龄在15~40岁，病程1~26年。其中1例表现为不典型感觉性共济失调神经病伴构音障碍及眼外肌麻痹综合征伴随心脏预激综合征；有2例和1例分别表现为常染色体显性和隐性遗传性进行性眼外肌瘫痪叠加综合征；1例表现为认知发育延迟伴感觉神经病。伴随肌肉损害的4例患者肌活检均可见线粒体肌病的病理改变。表现为认知发育延迟伴感觉共济失调神经病患者的腓肠神经活检示慢性轴索性神经病。POLG基因在3例散发/隐性遗传患者为复合杂合突变，在2例显性遗传患者为单一杂合突变。其中

c.914G>A、c.924G>T、c.1612G>T、c.1613A>T、c.1790G>A 和 c.3002delG 为尚未报道的新突变。结论：POLG 基因突变可导致不同的临床谱系。在POLG相关的线粒体神经–肌病中，眼外肌瘫痪、肢体力弱和感觉轴索性周围神经病常见。新发现的POLG基因突变扩展了该基因的突变谱。

三、血管标本应用实例

脑血管疾病具有高发病率、高致残率、高死亡率的特点，其在发达国家的死亡率远高于呼吸系统疾病和肿瘤，是仅次于缺血性心脏病的全球第二大死亡原因。经过多年的研究，科学家们总结提出了包括炎症反应、自由基损伤、凋亡、兴奋性氨基酸毒性等损伤学说。但过去几十年中多数研究都是以动物为载体，但是针对多种靶点所研发的药物在临床试验中的并没有展现出人们期待的治疗效果。这是由于人类脑组织的病理学研究相对匮乏。临床组织标本的应用可以让研究人员更加直观地了解人类脑组织在脑血管疾病中的微观变化，为临床治疗药物的研发提供平台。已有的脑血管病变与认知功能关系的病理学研究大多探究梗死与认知水平的关系，而对其他脑血管病变缺乏关注。同时，脑血管病理学研究大多停留在有或无的定性描述阶段，缺乏定量研究，对疾病的诊断和进展的判断不够准确。

近期，通过对中国医学科学院北京协和医学院人脑组织库中的研究发现，血管病理分期可能与临床认知损害存在相关性，ECog总分及各项评分随腔隙性梗死、小动脉硬化、血管周围细胞增多、血管周围间隙增大严重程度的增加而上升。利用深度卷积网络可识别血管周围间隙增大，准确率较高。目前临床诊断血管性痴呆敏感度低，凸显了病理诊断血管性痴呆的重要性。以上研究说明多种脑血管病理改变可能影响临床认知水平，而脑血管病理改变合并AD病理改变时可加重认知损伤。此外，病理切片染色在动脉粥样硬化、颅内动脉瘤、脑血管畸形、淀粉样脑血管病等疾病中同样具有重要的诊断意义。如在脑血管畸形中可以借助弹力纤维染色来区分病变的血管是动脉还是静脉，为后续治疗提供支持。

（徐敏　栾沁榕　黄语悠　郑仰民　田悦　赵海苹　罗玉敏）

参考文献

［1］陈奇.中药药理研究方法学[M].北京：人民卫生出版社，1993.

［2］郭青龙，李卫东.人体解剖生理学[M].2版.北京：中国医药科技出版社，2015.

［3］孙耐，王大力，张君，等.中性粒细胞趋化因子-3可影响神经干细胞的存活和增殖[J].中国组织工程研究，2020，24(1)：118-123.

［4］周翔，贺理宇，唐程远，等.流式细胞仪分选人外周血T淋巴细胞的方法建立与评价[J].现代生物医学进展，2017，17(21)：4016-4018.

［5］陈丹，王小东，童静植，等.三种分离人外周血单核细胞方法的比较[J].天津医科大学学报，2014，20(6)：483-485.

［6］杨祥丽，王佃鹏，李培茂，等.阶梯式离心法血小板提取及鉴定方法的建立[J].现代检验医学杂志，2017，32(2)：135-140.

［7］于柏峰，刘玲丽.少量外周血提取RNA方法的研究[J].中国热带医学，2010(10)：1226，1293.

［8］赵军苍，杨华堂，苏钰清，等.全身和头部亚低温治疗脑出血所致脑水肿的疗效观察[J].中国实用神经疾病杂志，2015，18(9)：31-33.

［9］拜红霞，潘杰.体液中微小RNA检测用于疾病诊断的研究进展[J].国际检验医学杂志，2012，33(7)：836-839.

［10］朱迎星，郑萍，赵绍林，等.尿exosomes的分离方法及在临床中应用研究进展[J].中华临床医师杂志，2016，10(14)：2184-2189.

［11］庄珊珊，方裕森，陈炯玉.外周血循环RNA与肿瘤诊断[J].国际肿瘤学杂志，2012，39(4)：243-245.

［12］杨剑宏.微小RNA在急性脑出血患者血清中的表达及其临床意义[J].现代实用医学，2015，27(6)：736-737.

［13］李满棠，罗成宏，许鹏杰.脑梗死患者循环circRNA表达谱的分析[J].广东医科大学学报，2018，36(4)：360-363.

［14］刘洪波，刘晓雷，罗小铭.核酸提取方法进展[J].现代生物医学进展，2011，11(16)：3187-3190.

［15］王航，宋歌，刘永建，等.脑脊液和血浆中tau蛋白及神经颗粒素在急性颅脑

损伤患者中检测的临床意义[J].心脑血管病防治，2019，19(6)：520-522.

［16］曾红，周谋望.脊髓损伤生物标记物的研究进展[J].中国康复医学杂志，2018，33(10)：1226-1230.

［17］王姣.尿源性干细胞与神经系统疾病相关性的研究进展[J].癫痫与神经电生理学杂志，2019，28(4)：243-245.

［18］朱强，于书卿.人工脑脊液的临床应用现状与最新进展[J].中国临床神经外科杂志，2018，23(6)：439-441.

［19］方芳，张国军，李伟，等.脑脊液核酸检测的研究进展[J].中华检验医学杂志，2017，40(12)：920-923.

［20］袁雄，曾而明.液体活检技术在中枢神经系统肿瘤中的应用[J].国际神经病学神经外科学杂志，2019，46(4)：469-472.

［21］杨毅宁.脑脊液细胞学检查的临床应用[J].中华检验医学杂志，2017，40(12)：916-919.

［22］丁美娟，杨宇.液体活检在中枢神经系统肿瘤中的应用[J].实用肿瘤杂志，2019，35(5)：469-472.

［23］孙太欣，彭国光.双向凝胶电泳脑脊液蛋白质提取方法的比较[J].中国医药生物技术，2007，2(3)：172-176.

［24］杨林鹏，樊鹏程，靳婉君，等.脑脊液蛋白质组技术及临床应用研究进展[J].生物工程学报，2019，35(9)：1643-1649.

［25］蔡艳星，刘烨，杨洪芬.脑脊液蛋白质组学的研究进展[J].中华检验医学杂志，2017，40(12)：924-927.

［26］南方科技大学.一种针对尿液样本的蛋白质组学质谱检测方法：CN201810172358.0[P].2018.

［27］北京蛋白质组研究中心.一种尿蛋白制备方法及尿蛋白质组的检测方法：CN201710048099.6[P].2018.

［28］鲁添.慢性丙型肝炎患者尿液中丙型肝炎病毒RNA的定量检测及其片段分布的研究[D].北京：北京协和医学院，2018.

［29］孟亮，罗才奎，戴小琴，等.MKP1增强组蛋白去乙酰化酶抑制剂对脑胶质瘤干细胞敏感性及其作用机制[J].中国癌症防治杂志，2020，12(1)：33-38.

［30］马超.脑血管病相关病理改变在捐献人脑组织中的分布及生前认知功能关系研究[D].北京：北京协和医学院，2019.